現役医師 ドクターがやさしく教える！

医療AI入門

Artificial Intelligence

著 山下康行
熊本大学大学院 生命科学研究部 放射線診断学分野

序文

　ディープラーニングを中心とした人工知能（AI：Artificial Intelligence）への関心は，産業界のみならず医療業界でも極めて高いと思います．多くの職種がAIに取って代わられるとも言われ，すぐにではないにしても医師の仕事もかなりの部分がAIによって代行されるかもしれません．特に私の専門である画像診断の世界ではAIへの関心が高く，世界中の研究者や開発者がしのぎを削っています．それではそのAIとはどういうものなのか，知りたいと思って勉強を始めると，数式やプログラムが多用された難解な本がある一方，非常に内容の薄い通り一遍の本も多いのが現状です．特に医療に関してのAIの適切な本は皆無でした．

　忙しい臨床医にとってプログラムを組むなど，とても時間はありませんし，多くの臨床医は数学が苦手だと思いますが，いかがでしょうか（？！）．私自身も一般の放射線診断医であり，統計の専門家でもなければ，プログラミングの知識もありません．しかし，新しいもの好きで，AIを知ろうと多くの本を読み漁って，やっとAIとはこんなものかと見えてきたところです．

　本書は臨床医をはじめ，多くの医療関係者に数式をなるべく省き，図で直感的に理解できるように工夫して，AIをざっくりと理

解してもらいたいと思って執筆したものです．特に医療の中でも画像診断や病理診断では画像の認識が重要であり，その部分はやや詳しく執筆しました．AIを知ることによって，今後の医療業界への応用・普及の可能性と限界について知っていただけたら望外の喜びです．

2019年4月
山下康行
熊本大学大学院 生命科学研究部 放射線診断学分野

目次

1章　医療とAI

1　医療と人工知能は親和性が高い ………………………………… 1
2　AIの歴史と医療との関わり ……………………………………… 4
　A. 第1次人工知能ブーム（1950年〜1960年代） ……………… 5
　B. 第2次人工知能ブーム（1990年代） …………………………… 5
　C. 第3次人工知能ブーム（2000年代〜） ………………………… 6
3　AIとニューラルネットワーク，そしてディープラーニングまで … 8

2章　機械学習と統計学はうらおもて

…… 13

3章　医療で使う機械学習

1　機械学習の種類 …………………………………………………… 17
2　教師あり学習とは？ ……………………………………………… 19
　A. 分類問題：疾患を鑑別する …………………………………… 20
　B. 回帰問題：数値を予測する …………………………………… 22
　C. 学習とは ………………………………………………………… 22
　D. 入力データの学習法 …………………………………………… 26
　E. 過学習の罠 ……………………………………………………… 26
3　教師なし学習とは？ ……………………………………………… 30

4章　色々な機械学習

1 線形回帰（単回帰および重回帰） ……………………………… 33
2 ロジスティック回帰 …………………………………………… 38
3 K 近傍法（最近傍法：Nearest Neighbor） …………………… 40
4 サポートベクターマシン（Support Vector Machine：SVM）… 42
5 決定木（Decision Tree） ……………………………………… 44
6 アンサンブル学習 ……………………………………………… 48
　A. ランダムフォレスト ……………………………………… 48
　B. XG Boost ………………………………………………… 49
7 機械学習のパフォーマンス …………………………………… 51

5章　ベイズの定理の診断への応用

………57

6章　人工ニューロン

1 神経細胞と人工ニューロン …………………………………… 65
2 入力信号の重み付け …………………………………………… 67
3 活性化関数で出力の微調整を行う …………………………… 72

7章　ニューラルネットワーク

1. ニューラルネットワークの構造 …………………………………… 77
2. 隠れ層の導入 …………………………………………………………… 79
3. ニューラルネットワークはだんだん賢くなる!? ………………… 85
4. ニューラルネットワークによる画像認識 ………………………… 88

8章　ディープラーニング

1. ディープラーニングの構造 ………………………………………… 91
2. 他の機械学習との違い ……………………………………………… 93
3. ディープラーニングにおける過学習 ……………………………… 95
4. ディープラーニングの学習と処理 ………………………………… 97
5. ディープラーニングの種類 ………………………………………… 98
   - A. RNN（Recurrent Neural Network） ……………………… 98
   - B. GAN（Generative Adversarial Network） ……………… 100

9章　畳み込みニューラルネットワーク（Convolutional Neural Network：CNN）

1. CNNの構造 …………………………………………………………… 101
2. 画像入力 ……………………………………………………………… 104
3. 畳み込み（フィルタ処理） ………………………………………… 105
4. プーリング …………………………………………………………… 111
5. 全結合層 ……………………………………………………………… 114

9章のつづき

6 出力層 ……………………………………………………… 116

10章　AIの医療へ展開

1 診療支援に対するAIの応用 …………………………… 119
2 検体検査への応用 ………………………………………… 123
3 画像診断への応用 ………………………………………… 124
4 画像処理への応用 ………………………………………… 127
5 病理診断への応用 ………………………………………… 129
6 その他の画像を使ったAI ……………………………… 130
7 Precision Medicineや予防医療への展開 …………… 132
8 創薬への応用 ……………………………………………… 134
9 介護への応用 ……………………………………………… 135

11章　AI時代の医療

1 医師はAIとどうつきあっていくべきか ……………… 139
2 AIの医療への導入において議論すべきこと ………… 142
　▶A. データの取得と利用に関わる問題（プライバシー等の問題）… 142
　▶B. 判断過程の不透明性による問題 ……………………… 142
　▶C. AIの責任と意思決定をめぐる議論 …………………… 143
　▶D. 診断支援に関する質の評価や規格の設計 …………… 144
3 これからの医師に求められること ……………………… 145
4 特に放射線診断医や病理医に向けて …………………… 147

1章　医療とAI

> **1章のポイント**
> ・医療とAIはとても親和性良好である
> ・実はAIブームは3度目で，今回は本物のようだ
> ・AIは広い概念で，機械学習を含む
> ・話題のディープラーニングは機械学習の一つ
> 　つまり，人工知能(AI)⊃機械学習⊃ディープラーニング
> 　の関係にある

1　医療と人工知能は親和性が高い

　現在，人工知能（Artificial Intelligence：AI）は大きなブームを迎えています。AIはあらゆる分野に影響を及ぼすと言われています。特に近年の医学においては，情報量が爆発的に増え，個々の臨床医が世界中で生産される情報にアップデートすることはほとんど不可能な状況ですので，AIに対する期待は大きいものがあります。近年，IBMの人工知能「Watson」が，どの医師も診断できなかった特殊な白血病を10分ほどで正確に診断したことが話題になりました。また，私の専門とする画像診断の領域でもAIは非常に注目されています。放射線科医や病理医1人あたりに診断しなければならない画像や標本の数は，年々増加しています。医師1人あた

りの負担はますます増大し，見落としや見間違いが増える可能性があります。今後，医用画像データベースを活かしたディープラーニングを利用することにより，医師の負担を減らし，より安全で高精度な画像診断が進んでいくことが期待されます。また，近年のゲノム医療でも，その処理にはAIが不可欠です。ビッグデータに含まれる膨大な遺伝情報を学習したAIが，患者の遺伝子を細かく解析し，個人レベルで最も適した治療や投薬を決める「個別化医療」が当たり前になっていくでしょう。

　医療におけるAIの利点として，第1に，膨大な情報を瞬時に取り扱えることが挙げられます。人間は大量の情報を瞬時に処理することはできませんし，処理を続けていると疲労し，精度が落ちます。多量の医学論文を読破したとしても，すぐ忘れてしまって，必要な情報を瞬時に思い起こすのは至難の業です。また画像診断についても，一日のCTやMRIの読影量にも限界があります。

　第2は，学習によって精度を高めていくことです。この学習のスピードはディープラーニングの登場で一気に加速されました。ディープラーニングは沢山のデータを学習することによって，そのデータのどこに注目すれば良いか（特徴量と言います）を自分自身で判断します。このため，人間が適切な指示を与えなくても，たくさんのデータを学習すれば自らどんどん賢くなっていきます。

　第3に，結果にばらつきがないことも挙げられます。医師と一言でいっても，経験年数やその他の様々な要因によって学習された知識にばらつきがあり，その人の蓄積された情報や推論によって診断結果が異なってしまう可能性があります。一方，AIは与えられたデータのみから患者を冷静に診断するため，人ならではの先入観

や勘違いに起因する誤診をなくすことができるでしょう。さらに、症例数が少ない疾患においても、世界中のデータを集積することができれば、客観的かつ正確に判断できる可能性を秘めています。

　このように、AIと医療とはとても相性が良く、既に臨床の現場へのAIの導入が始まりつつあります。AIによって、限られた専門家しか行えなかった技術や判断が、どんな医師でも行えるようになれば、医療においてその恩恵は計り知れないものになるでしょう。

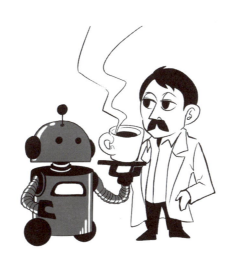

2 AIの歴史と医療との関わり

　AIの研究の歴史は，「ブーム」と「冬の時代」の繰り返しと言われています．第1次ブームは1950～60年代，第2次ブームは1980年代に訪れました．しかし，いずれも本来のAIの実力が理解されないまま，限界が見えると，ブームが去っていったのです．しかし，その後も，機械学習の基礎となる様々なアイデアが提案され続けました．そして2010年以降になって，第3次ブームが起こり，現在に続いています（図1）．

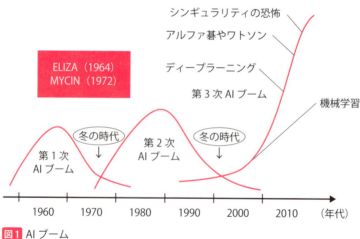

図1 AIブーム
AIのブームは現在が3回目であるが，ディープラーニングによって大きく前進した．

A. 第1次人工知能ブーム（1950年〜1960年代）

　1956年の夏にアメリカ東部のダートマスで開催された会議で，人間のように考えるコンピュータを「人工知能（AI）」と呼ぶことが初めて提案されました。この頃よりコンピュータで「推論」や「探索」が可能となり，「特定の問題」に対して解を提示できるようになったことで1回目のブームが起こりました。冷戦下の米国では，自然言語処理による機械翻訳が盛んになりました。また，コンピュータによる病気の自動診断も試みられました。しかし，当時のAIでは，迷路の解き方や定理の証明のような単純な仮説の問題を扱うことはできても，様々な要因が絡み合っているような現実社会の課題（例えば病気の治療をどうするかなどの問題）を解くことはできないことが明らかになり，一転して冬の時代を迎えました。

B. 第2次人工知能ブーム（1990年代）

　第2次人工知能ブームの立役者には，「エキスパートシステム」と「第5世代コンピュータプロジェクト」が挙げられます。「エキスパートシステム」とは，特定分野の専門的な知識を取り込むことで，その分野のエキスパート（専門家）のように振る舞う人工知能です。アメリカ・スタンフォード大学の感染症診断治療支援エキスパートシステム（Mycin）が有名です。このMycinは患者の症状や状況から「原因菌は〇〇菌である可能性が高い」などと診断してくれ，実際にMycinの診断の方が若手医師よりも診断成績が良かったのです。この結果，日本においては，大手企業に人工知能関連部

署が新設されたりしました。また，当時の通産省が550億円をかけて行ったプロジェクト「第5世代コンピュータ」は，多くの日本企業を巻き込み，世界規模の人工知能ブームを呼び起こしました。また，アメリカ・シカゴ大学の土井邦夫教授らによる「コンピュータ支援診断（Computer-Aided Diagnosis：CAD）」もこの頃より盛んになりました。本書でも解説している，サポートベクターマシン，アンサンブル学習，ニューラルネットワークもこの頃に注目されました。学会などでもニューラルネットワークを使った診断の発表が行われていたのを記憶しています。

しかし，当時はコンピュータが必要な情報を自ら収集して蓄積することはできなかったため，必要な全ての情報を，コンピュータが理解できるように人が記述してインプットする必要がありました。考えただけでも非現実的ですね。こうした限界から，1995年頃から再び冬の時代を迎えてしまいました。

▶ C. 第3次人工知能ブーム（2000年代〜）

2000年代半ばになると，コンピュータの性能向上と制御技術の工夫をベースに，カナダ・トロント大学のジェフリー・ヒントンという研究者が，「ディープラーニング」という精度の高い機械学習を発表しました。このディープラーニングの研究が，現在まで続いている第3次人工知能ブームのきっかけです。その後，有名なGoogleの猫認識や，将棋プロジェクト（アルファ碁），IBMのWatsonなど，ディープラーニングを活用した事例が次々に発表・報道され，ブームを呼び起こしました。画像認識においては，世界

的なコンテストでヒントン教授が率いるトロント大学のチームがディープランニングで圧倒的な勝利を収めたことが注目され，実用面での応用も急速に拡大しています。また，コンピュータの性能向上だけでなく，ビッグデータを処理できるようになったこともブームの追い風となりました。実際には，多くの発表は研究段階であり，このブームが今後いつまで続くかは分かりませんが，医療においても，様々な領域で，AIの導入が進みつつあります。

Note 1　コンピュータ支援診断
　　　　（Computer-Aided Diagnosis：CAD）

> 　CADとは，コンピュータが画像情報の定量化および分析を行い，その結果を医師がセカンドオピニオンとして画像診断に利用することである。特に，乳癌や肺癌の病変の検出，良悪性の鑑別に用いられる。医師は，CADシステムから提供された情報を参照することで，読影精度や速度を上げることができる。
> 　シカゴ大学カートロスマン研究所の土井教授らが1985年より研究を開始し，1998年には，シカゴ大学からライセンスを受けたベンチャー企業がマンモグラフィにおけるCADシステムを商品化したが，我が国ではそれほど普及しなかった。AI時代になり，新たなCADの開発が期待されている。

3 AIとニューラルネットワーク，そしてディープラーニングまで

最近，AI，機械学習，ディープラーニングという言葉がメディアで盛んに取り上げられています。これらはどのような関係にあるのでしょうか。実は，図2のようにディープラーニングは機械学習の一部であり，機械学習はAIの一部なのです。最初に生まれた考え方が「AI」で，コンピュータを用いて人と同様かそれ以上の考えや知能を実現させようという最も包括的な概念です。

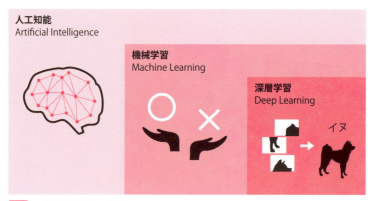

図2 AIと機械学習の関係

AIは，コンピュータを用いて人と同様かそれ以上の考えや知能を実現させようという最も包括的な概念である。その一部として，機械学習は人間が行っている学習機能をコンピュータで実現しようという技術である。機械学習の中で最後に登場したディープラーニングは，機械学習のアルゴリズムの1つであるニューラルネットワークを多層構造に構築したものである。

3 AIとニューラルネットワーク，そしてディープラーニングまで

　1956年のダートマス会議を契機に「機械学習」が発展しました。機械学習とは機械にデータを学習させ，データに潜むパターンや特性を機械が発見し，予測させる技術です。そして，「ディープラーニング」は機械学習の一技術で，機械学習の一つであるニューラルネットワークを発展させたものです。つまり，人工知能（AI）⊃機械学習⊃ディープラーニングの関係にあります。

　これまでの機械学習では，特徴量をあらかじめコンピュータに教えておく必要がありましたが，ディープラーニングでは，人間が指示することなく，AI自らが色や形などの物の特徴（特徴量）を学習し区別して決定していきます。そして，ディープラーニングは大量のデータを与えれば与えるほど自ら学習し，どんどん賢くなっていきます。

　AIの概念は非常に広汎で，知能とは程遠そうに感じるものから，人の知能を超えているように思えるものまで様々なレベル（1〜5）があります。

レベル1…単純な制御プログラム

　温度の変化に応じて機能するエアコンや冷蔵庫など，いわゆる「人工知能搭載の〇〇」です。入力と出力の関係が一義的に対応しています。

レベル2…対応のパターンが非常に多いもの

　将棋のプログラムや掃除のロボット，質問に答える人工知能やワープロの文字変換などです。多くのコンピュータプログラムもこのレベルです。

レベル3…対応パターンを自動的に学習するもの

　機械学習を取り入れた人工知能で，検索エンジンやビッグデータ分析で活用されます。特徴量は人間が設計する必要があります。

レベル4…対応パターンの学習に使う特徴量も自力で獲得するもの

　ディープラーニングを取り入れた人工知能で，高度な分析が可能です。アルファ碁や自動車の自動運転で，人の能力を超えたものもたくさんあります。一般には特定の分野に限定した知能です（特化型人工知能）。

レベル5…汎用人工知能

　ドラえもんや鉄腕アトムのように人と同じように振る舞うことができ，時に人よりも優れた能力を発揮するものです。もちろんまだまだ実現されていません。

　このように，人工知能が発達していくと，いつかは人間の知性を超える時が来るかもしれません。それを，「シンギュラリティ（技術的特異点）」と呼びます。アメリカの発明家，レイ・カーツワイル博士は，少なくとも2045年までには人間と人工知能の能力が逆転するシンギュラリティに到達すると提唱しています。

　2045年問題とは，指数関数的に人工知能が進化し，2045年には人類が予測できない域に達するというものです。永続的に人工知能が進化すると，人工知能が自らを改良し，人工知能が人工知能を生み出すことが可能となります。そのように人工知能が自己増幅す

3 AIとニューラルネットワーク，そしてディープラーニングまで

ると人類に代わって，汎用人工知能が文明進歩の主役に躍り出るSFのようなことが起こるのかもしれません。もちろん，そうなるかどうかは誰もわかりませんが…。

Note 2　機械学習のオープンソース化

　GoogleやFacebook，Amazonなどのグローバル企業では，自社の機械学習エンジンを誰もが使えるように，オープンソースのソフトウエアとして公開している。GoogleのTensorFlowが最も有名で，研究者や開発者のコミュニティができて，様々なアイデアや技術が自由に議論され，共有されている。Tenorflowのコア部分はC++で実装されていて，ユーザー向けにPythonのインターフェースが用意されている。興味のある人は下記のサイトを参照のこと。

TensorFlow
　　［https://www.tensorflow.org］
Caffe
　　［https://caffe.berkeleyvision.org］
Theano
　　［http://deeplearning.net/software/theano］
Deep Learning for Java
　　［https://deeplearning4j.org］
Microsoft Cognitive Toolkit
　　［https://www.microsoft.com/en-us/cognitive-toolkit］
Torch
　　［http://torch.ch］

2章　機械学習と統計学はうらおもて

> **2章のポイント**
> - 統計学は説明を重視，機械学習は予測を重視
> - 機械学習における予測には重み（＝因子の重要度・影響度）が重要

　医師あるいは研修医であれば，統計学について少しはかじっていると思います。有意差検定や相関などはご存じでしょう。AIに用いられる機械学習は，実は統計学を基礎としています。それでは，統計学と機械学習はどのような関係にあるのでしょうか。

　例えば，身長と体重は図3のような直線的な関係がありますね。これは最も単純な「回帰分析」です。統計学では値が変動するいくつかの因子を「説明変数」（この場合はx），説明変数が変動した結果の値を「目的変数」（この場合はy）と呼びます。

　xとyの関係はy＝ax＋bのように表せます（aは傾き，bは切片）。説明変数が1つですので，「単回帰分析」と呼びます。回帰式というと難しい感じがするかもしれませんが，中学で勉強した一次関数ですね。

　一方，y＝ax＋bの式の見方を変えると，身長xが分かると大雑把に体重yが分かるということです。つまり機械（コンピュータ）にデータ（この場合は身長x）を入れると大凡の体重を予測してくれるという機械学習の最も単純なモデルとなります。

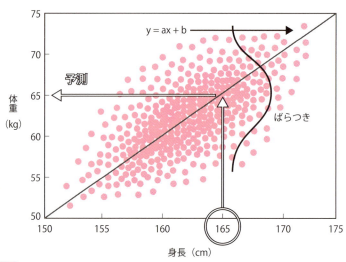

図3 身長と体重の関係
統計学の考え方では身長と体重には相関関係があり，両者は一次式 y = a x + b の様な式で表すことができる。一方，機械学習的な考え方では身長が分かると体重が推定できると考える。

1つの要因だけでなく，複数の要因が関与している場合，複数の説明変数が必要で，次のような式で表せます。

$$y = a_1 x_1 + a_2 x_2 + a_3 x_3 \text{-----} + b$$

説明変数が複数

これを「重回帰分析」と言います。重回帰分析について，血圧を左右する因子は何かという例で考えてみましょう。日常的に簡単に求めやすい年齢，性別，BMI，空腹時血糖などの臨床データを取得して，数千人分のデータをセットにして学習データとして与えます。このデータから，平均血圧値を予測できる回帰式が作れます。

$$y = a_1 x_1 + a_2 x_2 + \cdots a_n x_n + b$$

年齢／平均血圧値／性別

　あとは既知のデータをたくさん入れて，最適な a_1，a_2，a_3 などの値を求めます。この式で a_1 や a_2 などの係数はそれぞれの因子の影響度や重要度（重みといいます）を表します。この値を標準化した時に大きい値が重要な因子という判断をします[*]。

　このように，通常の統計学では x と y は相関があるか，重回帰分析ではどの因子が重要かなどを説明します。一方，機械学習の立場からは，それぞれの因子（説明変数）が分かるとその目的変数 y が求まることになります。このように統計学と機械学習は表裏一体で，統計学が説明することを重視するのに対し，機械学習は予測することを重視します。

　機械学習では入力値を「アルゴリズム」と呼ばれる式に入力して，データの分類・認識を行います。つまりアルゴリズムとは，先ほどの $y = ax + b$ や $y = a_1 x_1 + a_2 x_2 + a_3 x_3 \text{-----} + b$ などの統計で使う数式（この場合は回帰式）のことを示しています。初めのうちは，それぞれの因子の重み（a_1，a_2，a_3 や b の値）はわかりませんので，あらかじめ多くのデータを入力して決定します。この重みを決定する作業を「学習」と呼びます。

---

[*]：a_1，a_2，a_3 などの重みは偏回帰係数と呼ばれ，各係数を平均 0〜1 までの値に標準化して求めた標準偏回帰係数の大きさによって影響度が分かります。

Note 3　予測に用いる統計学

予測においては，1つあるいは複数の説明変数（x）から何らかの結果（目的変数 y）を予測する。変数 x, y には量的変数（体重や身長などの連続数）と質的変数（例えば美しい，普通，汚いなどのカテゴリー）があり，x と y が量的変数か質的変数かで用いる統計手法が異なる。

		説明変数 (x)	
		量的変数	質的変数
目的変数(y)	量的変数	単・重回帰分析	数量化Ⅰ類
	質的変数	ロジスティック回帰分析 判別分析	数量化Ⅱ類

なお，ロジスティック回帰はあり(1)かなし(0)かを予測するのではなく，目的変数が1となる確率を予測する。

相関係数が算出され，その値が高いほど，予測精度が高いことを意味する。また，標準偏回帰係数によって重み（影響度）が分かる。

3章　医療で使う機械学習

> **3章のポイント**
> - 機械学習には，データと正解のセットを必要とする「教師あり学習」と，必要としない「教師なし学習」がある
> - さらに「教師あり学習」は，疾患を鑑別するような「分類問題」と数値を予測するような「回帰問題」に分類される
> - 学習用のデータと正解のセットで学習しすぎると丸暗記して応用力がなくなってしまう（過学習）

1 機械学習の種類

　機械学習は学習の方法によって，「教師あり学習」，「教師なし学習」，に大別されます（図4）。

　教師あり学習では入力データと出力データ（答）の両方が必要です。教師なし学習では入力データのみから似たもの同士をグループ化していきます。また，これ以外に教師あり，あるいは教師なし学習のような固定的で明確なデータを元にした学習ではない「強化学習」という方法もあります。

　医学の領域でよく使うのは「教師あり学習」です。この書籍では，主にこちらについて説明しています。

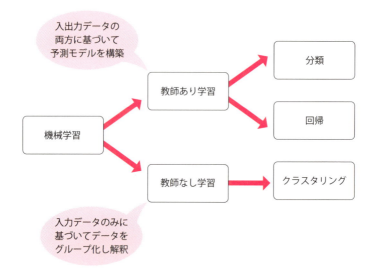

図4 機械学習の種類

機械学習は「教師あり学習」,「教師なし学習」,に大別される。「教師あり学習」では入力データと出力データ（答）の両方が必要ある。「教師なし学習」では入力データのみからグループ化していく。またこれ以外に，固定的で明確なデータを元にした学習ではない「強化学習」という方法もある。

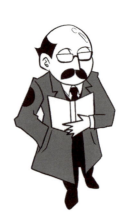

2 教師あり学習とは？

　教師あり学習は，「データと正解のペアをあらかじめコンピュータに与え，特徴やルールを学習させる方法」です．学習のためにデータをたくさん用意する必要があります．重回帰モデルなどではそれほど必要ありませんが，CT画像などの複雑な画像を習得させる機械学習，特にディープラーニングでは，数千〜数万枚ほど集めなければいけません．そして，それぞれの画像データに対して，その画像は何に対応するのかという正解も必要です．

　例えば，「肺癌の画像」と「これは肺癌だ」というラベルをつけた症例と「肺癌ではない画像」と「これは肺癌ではない」というラベルをつけた症例を用意します．そして良悪性の鑑別に役立つと考えられる所見（特徴量）を考えます（ディープラーニングでは不要です）．次に多くの画像所見を解析して，うまく良性と悪性を分類できるようなアルゴリズムを作ります．あとはそのルールに従って，コンピュータが速やかに良悪性を鑑別してくれます．

　教師あり学習とは，このようなたくさんのペアから，「こういう特徴のある画像は，肺癌だ」というルールを見つけることです．コンピュータに入力できる形になっているものなら，数値や文字，画像など，どんなものでも学習できます．後で詳しく述べますが，画像などは数値データに変換して，処理します．

　教師あり学習は，分類問題と回帰問題に大別されます．「分類問題」は，何らかの基準に基づいてデータを分類することにより，結果を予

測する手法です．学習した結果（出力）は，良悪性の鑑別や疾患の有無など2つのカテゴリーからなるデータ（2クラス分類問題）以外に，複数の疾患の鑑別診断など，多数のカテゴリーからなるデータ（多クラス分類問題）を用いることも可能です．一方，「回帰問題」は，数値結果を予測する方法であり，学習した結果（出力）は，出血量，検査データなどの数値データになります．基本的に機械学習は，これらのうちのどちらかをアウトプットとして出力します，我々がよく使うのは分類問題の方です．

A. 分類問題：疾患を鑑別する

分類問題とはデータをいくつかのグループに分ける方法です．学習した結果（出力）は，疾患の有無，腫瘍の種類など離散値（飛び飛びの値）になります．分類問題の例として医学においてよく使われるのが，腫瘍の良悪性の鑑別です．画像診断を例にすると，肺腫瘍の良悪性を，腫瘍の大きさ，辺縁の性状，石灰化などで鑑別します．また，肝腫瘍の種類を検査データで鑑別する場合はCEAやAFPなどの腫瘍マーカーの値で鑑別することになります．また，治療効果や予後なども分類問題として扱うことが可能です．

分類を実行するための一般的なアルゴリズムには，後で詳しく述べますが，サポートベクターマシン（Support Vector Machine：SVM），ブースティングおよびバギングによる決定木，K最近傍法，単純ベイズ，判別分析，ロジスティック回帰，およびニューラルネットワークなど，非常に多くの種類があります．

分類問題を考える場合，どのアルゴリズムを使うかを選択するに

あたって，線形に分離可能かどうかということが重要になります。「線形分離可能」とは図5Ⓐのようにデータを直線でスパッと区切れるようなデータです。一方図5Ⓑは1本の直線を引くだけでは2つに適切に分離することはできません。このようなデータを「線形分離が不可能」なデータと呼びます。データを2つに区切る線を「決定境界」と呼びます。

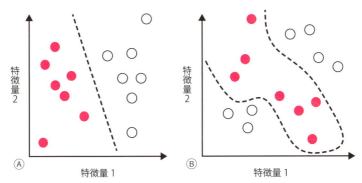

図5 線形分離可能なデータ（Ⓐ）と分離不能なデータ（Ⓑ）
散布図において2群に分ける場合，Ⓐ直線で分類できるものと，Ⓑできないものに分けられる。

B. 回帰問題:数値を予測する

　分類問題は,入力されたデータが,どのグループに属するかを判定するものでした。一方,回帰問題は,データ群から,そのデータがうまく説明できるような線を求め,数値的に答を出すものです。単回帰や重回帰が代表的なものです。2章で説明した身長から体重を予測するというのは回帰問題です。

　一方,良悪性の鑑別は分類問題になりますが,良性の確率(可能性)はどれぐらいかというように数値化すると,回帰問題にもなります[*]。そういう意味では,同じデータでも使う統計手法によっては分類と回帰どちらにもなり得ます。

---

[*]:2群の分類を確率などで表現することで,回帰問題に変更できる(38ページ,ロジスティック回帰など)。

C. 学習とは

　教師あり学習では教師データを順々に学習し,その度,モデルを微調整していきます。

　例えば,図6のような手書き数字の認識のアルゴリズムでは,多くのデータによって文字の特徴的なパターンをだんだんと理解するようになります。

　また,図7のような散布図を分類する場合,学習を重ねることで最も良く分類される線をだんだんと選択していきます。

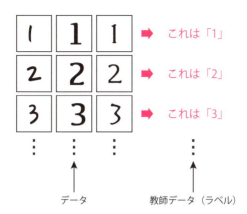

図6 データと教師データの関係
Convolutional Neural Network (CNN) などによる画像認識では手書きのデータに対して，教師データとしてラベル（この例の場合は数字）を与える。

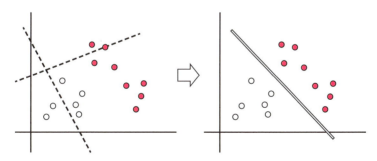

図7 散布図の分類
散布図を2つのグループに分類する場合，学習データをあてはめることで，最も良く分類される線を選択する。

y＝ax＋bのような線形の回帰モデルの場合は，多くの学習によってa（傾き），b（切片）を決めていきます。図8Ⓐは，線からはみ出しているデータがたくさんあります。つまりこの式（線）では，実際のデータを，うまく表せていないということです。そこで，最小二乗法などを使って，データがうまく直線の上に乗るように直線の傾きと切片を調整していきます（37ページ参照）。図8Ⓑのようになると直線とデータが，よりうまく収まっています。

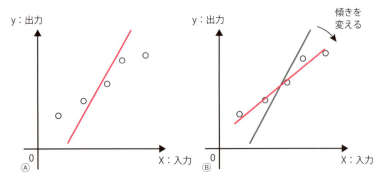

図8 線形モデルの最適化
最小二乗法などを使って，実際のデータと直線との誤差を最小にするようにモデルを最適化する。

　教師学習では多くのデータを使ってこのような最適な関数を自動的に見つけます。関数を作る複数のパラメータ（重み：a_1，a_2…，切片b）をいろいろ動かして，その中でデータに一番合うものを探して（最適化と呼びます），1つの関数で表現することで，高い精度で予測できる学習モデルを作ります。

機械学習のプロセスは，このように多くの教師データによって「学習モデル」をまず作ります。その学習モデルを利用して未知のデータに対して，分類したり識別したりします（図9）。

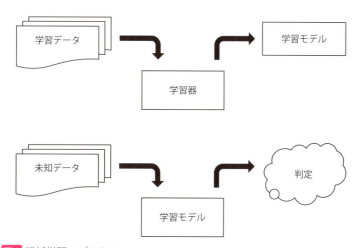

図9 機械学習のプロセス
まず，学習データを学習器に投入して学習モデルを生成する。次に学習処理で生成した学習モデルを利用して未知のデータを判定する。

一般に，重回帰分析やロジスティック回帰分析では多数の説明変数を使いますが，すべての説明変数が同様に重要というわけではなく，重要な変数とそうでもない変数があります。そこで重要なものには大きな重みをつけます。後ほど詳しく説明しますが，ニューラルネットワークやディープラーニングでも学習モデルが学習を重ねていくにつれて賢くなるのはこの「重み付け」が段々と最適化されていくからです。

D. 入力データの学習法

入力データの学習法には，データを全て読み込んでから学習が正しく行われたかどうかの判定をまとめて行い，フィードバックを行う「バッチ学習」と，データを1つずつ読み込んでモデル更新を繰り返すことで学習を行う「オンライン学習」があります。

大量の入力データを一括で学習する際には，バッチ学習の方がまとめてフィードバックするため高速に処理することが可能です。オンライン学習では学習に時間がかかります。

しかし，オンライン学習は1回の学習あたりの計算量が小さく，変化に柔軟に対応可能です。最近各所で話題になっているディープラーニングなどの高度な機械学習モデルでは特に，精度向上のために膨大なデータを用いて随時学習させる必要があり，オンライン学習が用いられます。

E. 過学習の罠

教師あり学習では，学習データ（入力データと正解データのペア）を正確に説明できる複雑なモデルを使用すればいくらでも誤差を少なくすることが可能ですが，学習データを正確に近似させたモデルが必ずしも良いモデルとはいえません。確かにたくさん学習すると，学習用のデータに対しては誤差がほとんどゼロになるぐらいに識別できるようになります。ところが，このようなモデルでは学習用データ以外のデータを使うと途端にうまく適合してくれません。これを「過学習（Overfitting）」と呼びます。モデルが過度に学習しすぎ

て一般性がなくなり,新たなデータに対応できないためです(汎化性がなくなるといいます).特に十分に全体を反映しているとはいえない少ないデータに対して複雑なモデルを使った場合は過学習をする可能性が高くなります.ちょうど,模試の答えを丸暗記して実際の試験問題に対応できなくなる状態です.一方,未知のデータに対してあてはまりが良いことを「汎化性が良い」といいます.この過学習は教師あり学習において回帰問題でも,分類問題でも見られます(図10).また,ディープラーニングでも起こる問題です.

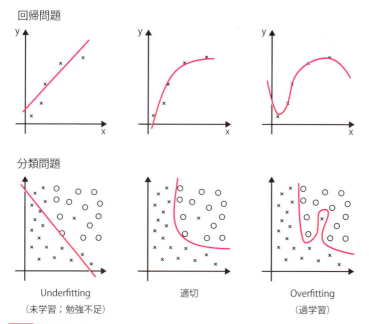

図10 過学習の罠
モデルに対して学習量が不足していると十分に回帰直線に乗っていなかったり,綺麗に分類できないが,過度に学習すると学習データに適合しすぎて,新たなデータに対してはうまく適当できなくなってしまう.

過学習の例えとして，手書き文字を認識する機械学習を考えてみましょう。私の筆跡を徹底的に学習させれば，恐らく私の書いた乱筆はほぼ完全に認識できるようになるでしょう。しかし，恐らくそのアルゴリズムは他人の筆跡についてはなかなか判別してくれません。それはアルゴリズムが私の字の癖を完璧に学習してしまって，汎用性がなくなってしまっているからです。

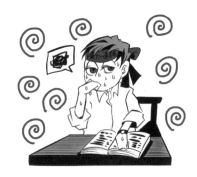

　過学習は機械学習を行う上でよく起こる現象で，教師データが不足していたり，偏りがある場合，学習データのノイズや偏りをモデルとして学習してしまうため，新しいデータに対して対応困難となることが原因です。対策として，特徴量の数を減らしたり，正規化[*]を導入したり，ドロップアウトなどのテクニックを使ったり（95ページ参照）よりシンプルなアルゴリズムを使うことで避けられます。
　また正規化や交叉検証[**]，学習曲線の確認によって，既存データだけでも汎化性能の評価が可能です。

＊：正規化；特徴量の値の範囲を一定の範囲に収まるように数式を変換すること。例えば，値が 1, 2, 3, 4, 5 のデータを 0～1 の間に分布する様に正規化をすると，それぞれ，0，0.25，0.5，0.75，1.0 となる。正規化を行うことで，極端な値が押さえこまれ，モデルが過度に教師データの影響を受けないようにできる。

＊＊：交叉検証 (Cross Validation)；過学習対策としてデータを学習用と評価用に分割して評価する方法。例えば図 11 のようにデータを 5 分割して 1～5 のように評価を行い，最後に 1～5 の平均を算出したものが，認識率となる。交叉検証によってモデルの汎化性能を評価することが可能となる。

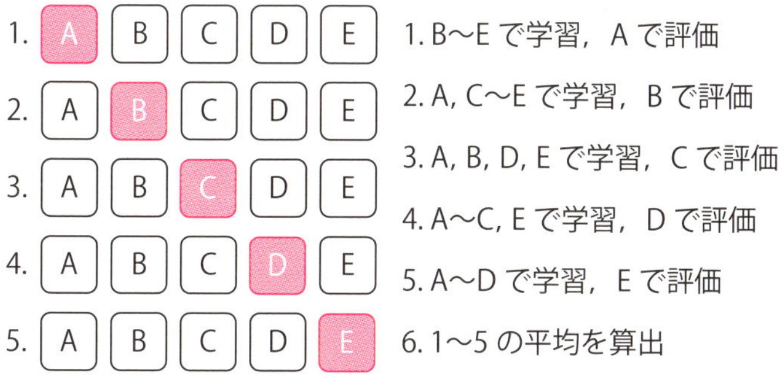

1. A B C D E　　1. B～E で学習，A で評価
2. A B C D E　　2. A, C～E で学習，B で評価
3. A B C D E　　3. A, B, D, E で学習，C で評価
4. A B C D E　　4. A～C, E で学習，D で評価
5. A B C D E　　5. A～D で学習，E で評価
　　　　　　　　　6. 1～5 の平均を算出

図11 交叉検証の図
標本データを分割し，その一部をまず解析して，残る部分でその解析のテストを行い，解析自身の妥当性の検証・確認を行う手法。

3 教師なし学習とは？

　教師あり学習の目的はある意味，正解を出すことであり，コンピュータに多くの学習データを教える方法です。しかし，世の中には，そもそも正解が何なのか，よくわからないものもたくさんあります。そこで，正解がよくわからないデータをコンピュータに分析させて，何かしらの構造やルールを見つける「教師なし学習」という方法があります。入力データと正解のペアを作る必要がなく，データをそのまま入れてしまえばコンピュータがデータを分類してくれます。代表的なものとして，多くのデータをいくつかの似たもの同士のグループに分類する「クラスタリング」という方法があります（図12）。

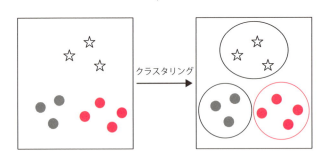

図12 クラスタリング
データなどの集合体を，機能やカテゴリが似たもの同士に自動的に分けて集める方法。教師データは必要とせず，機械学習では「教師なし学習」に分類される。

「教師なし学習」以外に,「強化学習」といって,教師あり学習,教師なし学習のようなはっきりしたデータを元にした学習ではなく,プログラム自体が与えられた状況を観測し,試行錯誤することによって各行動の評価を自ら更新していき,連続した一連の行動の結果,価値が最大化する(=報酬が最も多く得られる)行動を自動的に学習する方法もあります。よく,ゲームに使われています。例えば,将棋や囲碁のようなゲームに勝つという目的に向かって何かしらの行動を取り,その行動の結果(囲碁や将棋であれば手)の良し悪しをもとに次の手を決めていく方法です(図13)。囲碁のトップ棋士に勝利して有名になったアルファ碁にも強化学習が使われていました。

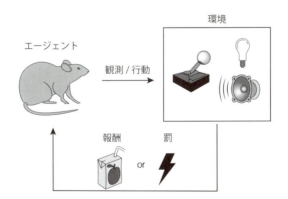

図13 強化学習
ランプが付いている状態でスピーカーから音が出たときにだけレバーを引くと報酬(ジュース)がもらえ,それ以外のときにレバーを引くと床に電流が流れるように設定する。ここで新たにエージェント(ラット)を連れてくると,初めは何をすればよいかさっぱり分からず,最初はとにかく適当に試してみるしかない。色々試しているうちに,エージェントはどうすれば報酬が貰えるようになるかが分かるようになり,最終的にルールに気付く。このように,試行錯誤によってベストな解を導く機械学習を強化学習と呼ぶ。

これら,「教師なし学習」,「強化学習」は今のところ医療分野での応用はあまり見られないようですが,機械学習の中では重要な技術ですので,頭の片隅に入れておきましょう。

Note 4　自動運転にも使われる強化学習

> 　多くの自動車メーカーが必死になって自動運転の技術を競っている。最近ではGoogleなどのソフト企業も参入している。この自動運転のソフトには機械学習が使われているが,機械の判断に罰と報酬を与えるという強化学習が利用されている。例えば,走った距離を報酬とし,モノにぶつかると罰が与えられ,走った距離が0になるとする。そうすると機械はどうすればモノにぶつからずに走った距離を伸ばすかを学んでいく。このような学習を積み重ねて,自動車を安全に走らせることができるようになる。

4章　色々な機械学習

> **4章のポイント**
> - よく使う機械学習として，線形回帰（単回帰，重回帰），ロジスティック回帰，K近傍法，サポートベクターマシン，決定木などがある
> - アンサンブル学習（ランダムフォレスト，XG Boostなど）は決定木のような単純な学習器を組み合わせてより性能を高めたものである
> - データ分布のパターンによってモデルのパフォーマンスは大きく異なる

　通常の教師あり学習の機械学習においては，モデルを人間が設計する必要があります。性能の良い機械学習のモデルとは，学習で鍛えた後の試験で未知のデータに対しても良い成績を残せるモデルです。つまり，そのモデルの汎用性がどれくらい高いかということで評価されます。本章では色々な機械学習を詳しく見ていきましょう。

1　線形回帰＊（単回帰および重回帰）

　単回帰および重回帰は1章，2章で説明したように，機械学習のなかで最も初歩的なものです。予測したい値を次ページのような式で表し，それぞれの重み（係数）を「最小二乗法＊＊」などで最適

化します。つまり,入力データについて二乗誤差を最小にするような直線で近似し,その係数をパラメータとして用いる方法です。

線形回帰は医療の領域においては頻繁に使います。多変量解析などはよく聞くと思いますが,まさにこの線形回帰に相当します。線形回帰において値は線上に並びます(図14)。

これらの係数は重みを示す

$$y = a_1 x_1 + a_2 x_2 + a_3 x_3 ----- + b$$

切片

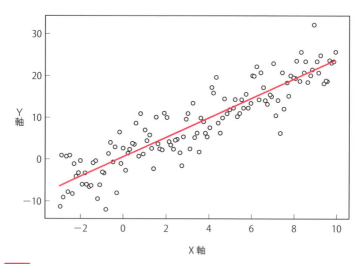

図14 線形回帰
線形のモデルでは入力 x と出力 y が線形に対応する。

1 線形回帰（単回帰および重回帰）

　重回帰モデルやこの後に説明するロジスティック回帰モデルでは，係数（a_1，a_2，a_3…）の重み付けが重要です．例えば，CTによる肺癌の良悪性の鑑別をします（図15）．腫瘍径に対して3点，辺縁の性状（1：不整，0：整），石灰化（1：あり，0：なし）というルールに従って所見に点数をつけられるようにして，合計点数が5点以上だったら悪性と判断するようにしたとします．入力に対して重みを掛けてそれを足していきます．

3 X（腫瘍径）＋2 X（辺縁の性状）＋1 X（石灰化の有無）≧5なら悪性

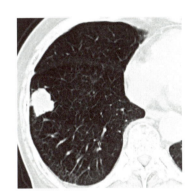

図15 肺結節のCTの線形回帰モデルによる鑑別
腫瘍径（cm）3，辺縁不整1，石灰化なし0．合計すると3 X 3＋2 X 1＋1 X 0＝11点で5以上であり，悪性と評価される．

　ちなみに，各所見に対して与える点数が，機械学習における「重み」です．上記の場合，腫瘍径は3点で，石灰化は1点ですので，大きさの重みは石灰化の3倍，つまり3倍重要だと言うことになります．ここでは今までの経験から大きさ，辺縁の性状，石灰化にそれぞれ3

点，2点，1点を与えましたが，本当にこれで良いかどうかは実はよく分かりませんね。

　それでは，各CT所見にどのように重み付けするか（点数を与えるか）を決めるにはどうしたら良いのでしょうか？　そのためには，良性の腫瘍と悪性の腫瘍をたくさん集めておきます。そして，コンピュータに各所見の点数と「これは良性腫瘍，これは悪性腫瘍」というように，正解データをひたすら人間が教えて（入力して），良悪性を良好に分類できる重みを重回帰やロジスティック回帰などの統計的手法を使って決定していきます。

＊：線形と非線形；線形とは直線でモデル化できるデータの分布で，非線形とはそれ以外のものを指す（図16）。重回帰モデルとロジスティック回帰モデルは線形モデルである。

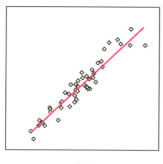 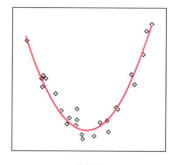

　　　　線形　　　　　　　　　　　　　非線形

図16 線形と非線形
線形は直線でモデル化できるが，非線形は直線でモデル化できない。

1 線形回帰（単回帰および重回帰）

＊＊：最小二乗法；実測値と予測値の差の二乗（二乗誤差）の和（$e_1^2 + e_2^2 +$ ------ e_5^2）を最小化するような式を求める方法で誤差を最小にする（図17）。

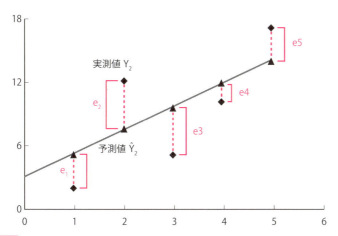

図17 最小二乗法
予測値に基づく y = a x + b の直線上の値と実際の値の間の二乗和を最小にするような回帰直線を求める方法。

2 ロジスティック回帰

　重回帰では，目的変数 y の値は $-\infty$ から $+\infty$ の間で変化しますが，それに対して目的変数が 1 になる確率を求めるものがロジスティック回帰です。具体的には y に $\frac{1}{1+e^{-x}}$ を代入して y の値が 0～1 の間に収まるようにします。2 択の予測において（良性／悪性，生存／死亡など），ロジスティック曲線を使用することでどちらかになる確率を算出できます。回帰と名前がついていますが，分類のためのアルゴリズムです。シンプルな方法ながらパラメータ数もそれほど多くなく，計算にあまり時間がかからないこともあり，よく使われています。

　具体的には，「$y = a_1 x_1 + a_2 x_2 + a_3 x_3 ----- + b$」の式において y の代わりに $\log_e \frac{p}{1-p}$ を代入します。

$$\log_e \frac{p}{1-p} = a_1 x_1 + a_2 x_2 + a_3 x_3 ----- + b$$

　p は確率です。重回帰式では直線でしたが，ロジスティック回帰では 0～1 までの S 字（シグモイド）曲線になります（図 18）。
　ロジスティック回帰は次のように変形できます。

$$p = \frac{e^{a_1 x_1 + a_2 x_2 + a_3 x_3 ----- + b}}{1+e^{a_1 x_1 + a_2 x_2 + a_3 x_3 ----- + b}}$$

　つまり，各因子（説明変数）が分かるとその確率を求めることがで

きます。

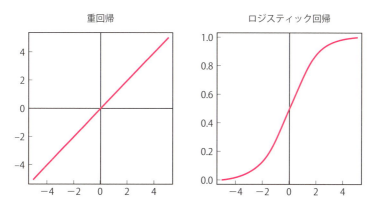

図18 重回帰とロジスティック回帰の違い
重回帰ではyの値は様々な値を取り，直線的に増加するが，ロジスティック回帰分析では0-1の間を滑らかに増加する。

　ロジスティックモデルには次のような特徴があります。
① そのクラスに属する確率が計算できる
② 学習はオンラインでもバッチ学習でも可能
③ まずまずの予測性能で，学習速度は速い
④ 過学習防止のための正規化項が加わっているため，過学習に強い
　ロジスティックモデルは線形分離するアルゴリズムですので，決定境界は直線となります。

3 K近傍法（最近傍法：Nearest Neighbor）

　判定しなければいけないデータがどこに一番近いかということを近傍のデータをK個集めて多数決で判別する方法です（図19）。教師あり学習の分類問題に属し，最も単純な機械学習と言われています。回帰問題として使うこともできます。

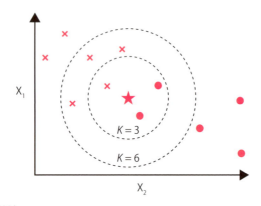

図19 K近傍法
★の点は近傍の多数決で，K=3とすると●と判断され，K=6とすると×と判断される。

　K近傍法には次のような特徴があります。
① データを1つ1つ逐次入力する
② 基本的に全データとの距離計算をする必要があるため，予測計算に時間がかかる
③ Kの値によるが，そこそこの予測性能

近傍 K 個の既知データのうち最も数が多いクラスを予測するアルゴリズムですので，K の値によって決定境界は変わってきます。K の値が大きいほど決定境界はなめらかになりますが，計算時間は多くかかるようになります。

Note 5　機械学習が得意な分野，苦手な分野

> 機械学習が得意なことは次の 3 つと言われている。
>
> ① 大量のデータを扱う：機械なので大量のデータの処理は当然人間より優れている。
> ② データを様々な角度から検証して，共通の特徴やパターンを見つける：特にディープラーニングにおいては，人間が思いつかないような特徴を見つける可能性がある。
> ③ 決まったルールに従ってぶれずに判断する：機械なので，感情や思いやりはない。忖度もない。勿論，融通も利かないが。
>
> 一方，苦手なこととしては学習していないことには対応できないことが挙げられる。強力な将棋ソフトでも初めての戦法には対応できない。当然，これまで見たことのない病気や稀な疾患への対応は困難であろう。また，人がさっと済ませられるような規模の小さな仕事は苦手で，機械学習のメリットは活かせない。きめ細かな対応というのも難しいであろう。
> このように，何から何まで機械学習というのはかえって不効率になることが多いので，機械学習の特性を知って機械学習に任せることと，人間の手でやるべきことを使い分ける必要がある。

4 サポートベクターマシン (Support Vector Machine：SVM)

　教師あり学習の一つで，分類問題を解くときに非常によく利用されるアルゴリズムです。分類する際にマージン（余白）が最も大きくなるような境界を探します。汎用性が高く，非常に優秀なパターン識別能力を持つとされています。具体的には，図20のように2つのグループ間の最も距離の離れた箇所（最大マージン）を見つけ出し，その真ん中に識別の線を引きます。本来は線形分離可能（例えば平面上なら直線で境界線が引ける）なデータしか分類できませんが，「カーネル関数*」を使って非線形分類問題にも応用できるようになりました。

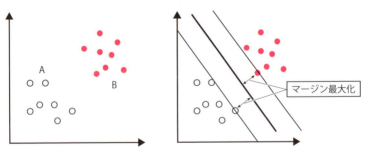

図20 サポートベクターマシン
2つのグループ間の最も距離の離れた最大のマージンを見つけ出し，その真ん中に識別の線を引く。

4　サポートベクターマシン（Support Vector Machine：SVM）

SVMには次のような特徴があります。

① マージンを最大化することでなめらかな境界線を学習できる
② カーネル関数を用いることで非線形なデータも分類できる
③ 線形カーネルなら次元数の多い疎なデータ（データの値がほとんど0）も学習できる
④ バッチ学習もオンライン学習もできる

　かなり前に提案された方法ですが，AIの要素技術として2000年以降注目されており，現在知られているものの中でも性能の高いアルゴリズムの1つと言われています。AIが扱う複雑なモデルはグループの平均値よりも境界線付近の微妙な事例を重視することが多く，SVMの利点になっています。

＊：カーネル関数；線形分離不可能なデータでもカーネル関数を使って特徴量を擬似的に追加してデータをより高次元にすることで線形分離可能なようにする方法。例えば図21のように，平面では分離できないものもZ軸を加えて3次元に変換することで線形分離が可能となる。

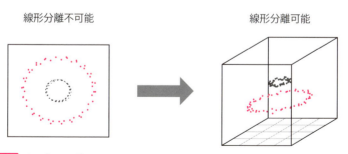

図21 カーネル関数
左の平面上の点を分類する場合，このままだと線形での分離はできないが，右図のようにz軸を追加してデータを変形すると，平面できれいに分割できるようになる。

5　決定木（Decision Tree）

　決定木は少し変わったアルゴリズムです。データを段階的に複数のクラスに分類していく教師あり学習の一つで，分類のみならず回帰問題にも応用できます。
　良性肝腫瘍（血管腫）と悪性腫瘍（転移性腫瘍）の鑑別においてMRIの信号強度と腫瘍マーカーの値(CEA)で鑑別をします（図22）。過去の症例を集めると図23Ⓐのような分布になりました。

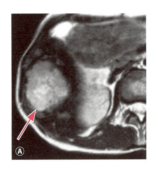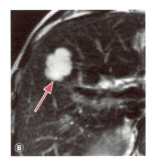

図22　決定木による肝腫瘍の鑑別
肝臓癌のMRI（T2強調画像）
Ⓐ：腫瘍マーカー（CEA）12mg/ml，信号強度 1.6 で転移性肝腫瘍と診断される。
Ⓑ：腫瘍マーカー（CEA）15mg/ml と高いが，信号強度が 1.8 より大きいため，良性腫瘍（肝血管腫）と診断される。

5 決定木(Decision Tree)

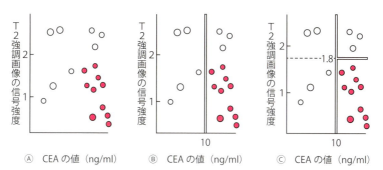

図23 決定木による肝腫瘍の鑑別
担癌患者で肝腫瘍を有する患者の転移性肝癌(●)と良性腫瘍(○)の腫瘍マーカーの値(CEA)とMRI(T2強調画像)の信号強度の分布(右にいくほどCEAの値が高く,上にいくほどT2強調画像の信号強度が高い)。

　それでは,転移と良性腫瘍を分類するにはどうしたらいいのでしょうか。

　①まずCEAの値(横軸)で10ng/mlを境にして区切ってみると,10ng/ml以上が転移と良性のグループ,10ng/ml未満が全て良性のグループにざっくりと分割することができます(図23 Ⓑ)。

　②CEA 10ng/ml以上に転移と良性が混ざっているので,今度は,MRIのT2強調像での信号強度に注目して,信号強度1.8を境にしてみると,転移と良性を完全に分けることができます(図23 Ⓒ)。以上の流れを図に表すと図24のようになります。

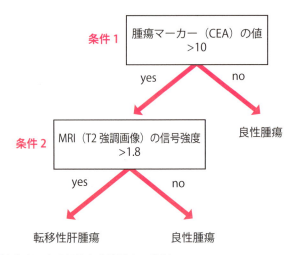

図24 決定木による転移と良性腫瘍の鑑別
条件によって次々に分類していき，良性腫瘍と転移性腫瘍を鑑別できる。このように，決定木では結果を属性ごとに分類し，その結果から推論モデルを作って将来を予測する。

決定木には次のような特徴があります。
① 学習したモデルを人が見て理解しやすい
② 入力データの正規化が要らない
③ 特定の条件下では過学習に陥りやすい
④ 非線形分離が可能だが，線形分離は苦手
⑤ クラスごとのデータ数に偏りがあるときはいい結果が出ない
⑥ データの小さな変化にも結果が大きく変わりやすい
⑦ まずまずの予測性能

決定木の決定境界は必ずしも直線になりません。これは領域分割を繰り返すことで，領域境界を作っているためです。そのため，線形分離可能な問題より線形分離不可の問題に適応する方が良い方法でしょう。

決定木では理解しやすい結果を得ることができますが，どうしてもモデル作成時のデータに対して過学習になりやすいため，複数の決定木を組み合わせた次項のアンサンブル学習が提案されました。

Note 6　次元の呪い

> 機械学習において，特に画像の認識を行う場合，種類を特定するために色，形，大きさなどたくさんの特徴を捉える必要がある。この特徴のことを「次元」と呼ぶ。次元が多ければ多いほど認識の精度は高くなる。しかし，その分，多くのデータが必要となり，限られたデータでは十分な学習ができなくなると同時に，組み合わせ数も増え，計算時間も長くなる。このようなデメリットを「次元の呪い」と呼ぶ。これを防ぐには次元の数を適度に減らしたり（次元の圧縮），次元に重みを付けたりするなどの対策が必要である。

6 アンサンブル学習

決定木のような単純なアルゴリズムでは性能に限界がありますが，単純なアルゴリズムを組み合わせることで，より性能の高いアルゴリズムを作ることが可能です．代表的なものにランダムフォレストと XG Boost があります．

▶ A. ランダムフォレスト（Random Forest）

ランダムフォレストは，大雑把に言うと決定木をたくさん集めたものです．例えば，図 25 のように決定木をたくさん集めて多数決を取ると，単純に 1 つの決定木のみで分類するよりも，精度が高くなります（1 人で決めるよりも，大人数で相談して決めた方が間違えにくい，というイメージ）．しかし，決定木よりも多くのデータが必要になります．ランダムフォレストの名前の由来は，木（決定木）が集まって，アンサンブル的な学習を行うので，フォレスト（森）と称されたものです．パラメータ数が少ないため，チューニングも比較的容易です．

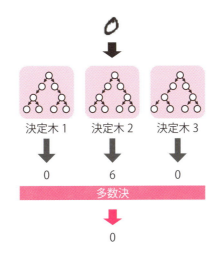

図25 ランダムフォレスト
決定木1と3は0と判断，決定木2は6と判断したが，多数決で最終的に0と判断する。

B. XG Boost

　XG Boostは複数の決定木を1つずつ順番に構築していくアルゴリズムで，近年注目されています。XG Boostはランダムフォレストのように決定木をランダムに作るのではなく，前の結果を使って，直列的に浅い木を学習し，逐次近似的に重みを更新し，弱点を補強しながら識別性能を高めていきます。図26に示すように正しく予測されたデータに対しては重みを小さくし，誤まって予測されたデータに対して重みを大きくして，だんだん識別能を高めていきます。統合時に重み付きの多数決や平均で統合します。

直列で学習するため時間がかかりますが，ランダムフォレストより高い予測性能が得られます。大規模なデータでも処理しやすいので機械学習のコンクールなどで人気の方法です。

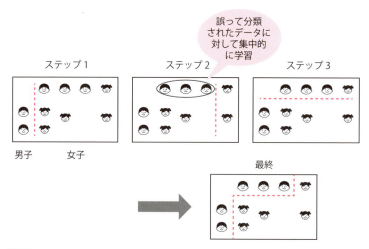

図26 XG Boost
男子と女子を分ける方法を考える。ステップ1では全ての学習データに対して，等しい重み付けで学習を行い，決定境界を引く。このケースでは男子を2つ当てており，女子を5つ当てている。ステップ2ではステップ1で正しく識別されたデータの重みが下げられ，誤って識別されたデータの重みが上げられている。高く重み付けがなされたデータは決定境界で正しく識別されているが，他のデータは誤って分類されている。このような処理を繰り返すことで識別性能を高めていく。最終的には完全に男女を区別できるような決定境界を引くことができるようになる。

これらのアンサンブル学習は単純な決定木ではデータの追加を行うと学習結果が大きく変わるのに対して，学習結果が安定する（頑強性が増す）という利点があります。また予測性能もアンサンブルをした方が良くなることが知られています。それぞれの決定木が弱点を補い合うことで力を出す，「三人寄れば文殊の知恵」と言ったところでしょうか。

7 機械学習のパフォーマンス

　分類問題の機械学習には，これまでみてきた以外にも多くの種類がありますが，それぞれ得手，不得手があります。

　例えば図27Ⓐのような分布を示すものは一本の線ですっぱりと分類することができます。ロジスティック回帰のような線形のモデルではこのような分類はお手のものです。ところが，図27Ⓑのような分布を示すものについてはどうでしょう。ロジスティック回帰のような線形のモデルでは全くお手上げですね。

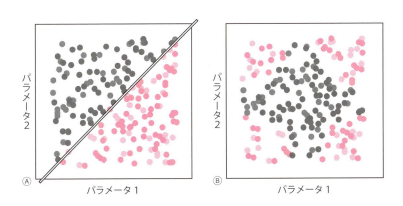

図27 線形モデル
線形モデルによるデータの分類線形モデルではⒶのような分布を示すデータは分類可能だが，Ⓑのような分布を示すものは分類できない。

図28はそれぞれの分布のパターンについて様々な学習モデルのパフォーマンスを示したものです。

　このように，機械学習のパフォーマンスはサンプルの分布で大きく違うのがわかります。また，7章で説明するニューラルネットワークは，いずれのサンプル分布でも比較的効率的に分類が可能なのがわかります。

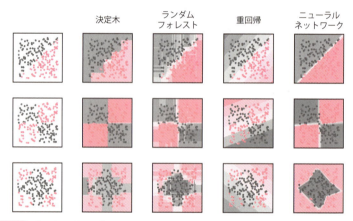

図28 データ分布のパターンと学習モデルのパフォーマンス
上段の様な分布を示す場合はどの方法でもうまく分けることができているが，下段の様な複雑なものに対しては重回帰モデルでは歯が立たない。ニューラルネットワークはどのような場合でもうまく分けられている。ランダムフォレストは決定木をベースにしているので，決定木と似たような分類能である。このように選択する機械学習の種類によって分類精度は異なってくる。

　図29は，これまでに述べてきた機械学習を分類したものです。それぞれの機械学習のライブラリはインターネット上でも公開されており，プログラムを組んで，データを入れると様々な種類の機械学習が体験できます。興味ある人は挑戦してみてください。

7 機械学習のパフォーマンス

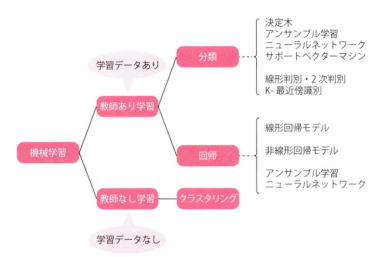

図29 学習モデルの分類
機械学習は教師あり学習と教師なし学習に大別され，さらに教習あり学習は分類問題と回帰問題に分けられる。

　ここで，以前に私たちが心臓 CT で 2 つのアルゴリズムを比較した研究例を少し紹介します。細かな統計値や用語はここでは気にしなくても結構ですが，ROC 解析における Area Under the Curve (AUC) の値が 1 に近い程，高いパフォーマンスであることも示しています。

（例題）
　背景：冠動脈 CTA で冠動脈の狭窄が見つかることがあるが，必ずしも末梢の心筋の虚血の責任病巣となっていないことがある。そのような場合に冠動脈のインターベンション治療を行っても無駄である。（→次ページへつづく）

冠動脈 CTA にてプラークが確認された症例において心筋虚血の責任病巣となっているかどうかを CT 所見から予測できるかどうかを評価する。

対象：冠動脈 CTA で冠動脈にプラークが確認された 56 例。他の様々な検査で，冠動脈虚血の責任病巣になっていたのは 31 例（図 30），非責任病巣は 25 例（図 31）であった。

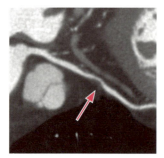

図30 症例 1
　　　（狭窄部の責任病巣の例）
石灰化のないソフトプラークによって冠動脈は狭窄している（矢印）。50% 狭窄；CT 値 61HU; プラーク長 7mm

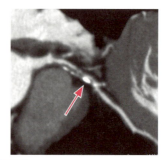

図31 症例 2
　　　（狭窄部の責任病巣ではない例）
石灰化プラークによって冠動脈は狭窄している（矢印）。75% 狭窄；CT 値 140HU; プラーク長 25mm

検討パラメータ：狭窄率（%），狭窄の長さ（mm），プラークの表面性状（整か不整か），CT 値（HU），石灰化の割合（%）。

実際の症例のデータは次のようなものでした。責任病巣かどうか（1 = yes, 0 = no）が目的変数，冠動脈以降のデータが説明変数です。

7 機械学習のパフォーマンス

実際の入力データ

番号	責任病変	冠動脈	CT値	石灰化%	プラーク種類	狭窄率	狭窄長	年齢	性別	高血圧の有無	高脂血症の有無	糖尿病の有無	BMI	喫煙の有無
1	1	RCA	76	35	2	99	26	67	M	0	1	0	25	0
2	1	LAD	113	75	2	99	18	66	M	1	1	0	24	0
3	1	LAD	74	40	2	75	12	68	F	1	1	0	21	0
4	1	RCA	110	25	2	50	46	67	M	0	1	0	25	0
⋮														
56	0	CX	55	15	2	75	5	76	M	0	0	1	22	0

結果:ロジスティック回帰

	オッズ比	95%信頼区間	P値
狭窄率	0.12	0.05〜0.23	.007
狭窄長	0.30	0.02〜0.74	.081
プラーク性状	2.31	-0.58〜5.60	.115
CT値	0.02	-0.01〜0.06	.306
石灰化率	-0.04	-0.12〜0.02	.259

結果:ランダムフォレスト

	ジニ係数*
狭窄率	7.8
狭窄長	6.0
プラーク性状	4.5
CT値	3.5
石灰化率	2.8

*:小さなものほど重要度が高い

結果:診断能の比較(ROC解析による)

	AUC値(Area Under the Curve)*
ロジスティック回帰	0.89
ランダムフォレスト	0.94

*:1に近いほど診断能(正診率)が高い

　ロジスティック回帰でもランダムフォレストでも狭窄率と狭窄長が重要な因子であると抽出されています。しかし,両者の診断能を比較するとランダムフォレストの方が高い成績を挙げていました。

Note 7　ROC（Receiver Operating Characteristic）解析

　ROCは第2次世界大戦中に，飛来する物体が飛行機なのか鳥の群なのかを判断するレーダー・システムの能力を評価するために開発された。その後，人間の視知覚検出，特に画像診断の性能を評価するために応用されている。

　画像において，病気があるかないかを判断したい場合，どこでカットオフを設けるかで，真陽性と偽陽性は変わってくる。このカットオフポイントをいろいろ変えて，横軸に偽陽性，縦軸に真陽性の割合をとってプロットしたものがROC曲線である。ROC曲線下の面積（Area Under the Curve：AUC）は性能の良さを表す。0から1までの値をとり，完璧な時の面積は1で，当てずっぽうの場合は0.5になる。下の図で，カーブの下の面積は①＞②＞③の順であり，この順で性能が高いことを意味する。

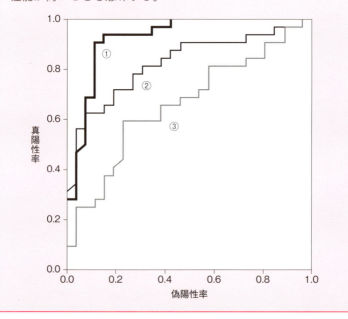

5章　ベイズの定理の診断への応用

> **5章のポイント**
> - ベイズの定理は，事前確率と尤度から事後確率を導く定理
>   （事後確率 ∝ 事前確率 X 尤度）
> - 検査前オッズ X 尤度比 = 検査後オッズ
> - ベイズの定理は臨床方針の意志決定に役立つ

「ベイズの定理」は臨床方針の意思決定に役立つ統計的手法です。この定理はイギリスの牧師，トーマス・ベイズ（1702〜61年）により提唱された条件付き確率の定理であり，統計学の世界では長らく異端視されていたようです。

筆者が研修医だったころ，「ベイズの定理を用いた脳腫瘍のCT診断」についてプログラムを作って学会発表などをしたことがあり，個人的に興味を持っていたのですが，その後，多変量解析などが解析の主流となって，すっかり記憶の片隅に置き忘れていました。しかし最近，「ベイズ理論」として脚光を浴び，迷惑メール判別フィルタリングといった情報のふるい分けやマーケティングなどにも応用されています。書籍もたくさん出ているので，興味ある人はそちらで勉強していただきたいのですが，機械学習へも応用されていますので，少し難しいですが紹介しておきたいと思います。

普通の確率の考え方では，天気の予想のように未来のことについてどれぐらい起こりそうかを数値化します。一方，ベイズの定理を一言で言うと「既に起こったことから原因の確率を導いていく定理」

です。つまり，時間軸が逆になっているのです。

　ある朝，目が覚めたとき，今日の天気は雨か晴れかわからないなと思いました。何となく，今日晴れる確率は50%かなと予想しました。この50%が「事前確率」です。

　窓の外を見ました。日の出はとっくに過ぎているのに外がどんよりとして曇っていました。この結果を見て，雨が降る確率は80%くらいじゃないのかなぁと修正しました。この80%が「事後確率です」。つまり，はじめの予想（事前確率）に対して，窓の外を見ることで予想（事後確率）が変化しています。

　これを診断に応用した場合，「CTで脳に腫瘍が見られる患者で髄膜腫の可能性は頻度的に▲▲%だが（事前確率），石灰化が見られるという情報を加えると，その可能性は■■%となる（事後確率）」というように応用できます。

　ベイズの定理を式で書くと

$$P(B/A) = \frac{P(A/B) \times P(B)}{P(A)}$$

- $P(A)$：Aが起きる確率
- $P(B)$：Bが起きる確率（事前確率と呼ぶ）
- $P(A/B)$：Bの後でAが起きる確率（条件付き確率・尤度と呼ぶ）
- $P(B/A)$：Aの後でBが起きる確率（条件付き確率・事後確率と呼ぶ）

となりますが，ちょっと分かりにくいので，次のワインバーの例（図32）で説明します。

あるワインバーで 1 カ月のお客さんは 300 名でした。白ワインを注文したのは 40 名，赤ワインを注文したのは 100 名，白ワインを注文して赤ワインを注文した人は 20 名でした。

白ワインを注文する確率 P（A）= 40 / 300

赤ワインを注文する確率 P（B）= 100 / 300

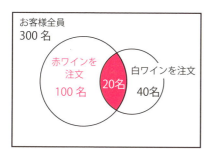

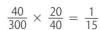

図32 ワインバーでの注文数を例に
赤ワインを注文して白ワインを注文する人と，白ワインを注文して赤ワインを注文する人の確率は等しい。つまり，P（B/A）X P（A）= P（A/B）X P（B）。

赤ワインを注文した人 P（B）の中で，白ワインを注文する確率 P（A/B）を考えます。赤ワインを注文した人の中で，白ワインを注文した人は 100 人中 20 人ですので，その同時確率は

$$\overset{1}{\frac{100}{300}} \times \overset{2}{\frac{20}{100}} = \frac{1}{15}$$

すなわち，P（B）× P（A/B）= $\frac{1}{15}$ です。当然，白ワインを注文した人で赤ワインを注文した人 P（A）× P（B/A）も

$$P(A) \times P(B/A) = \frac{40}{300} \times \frac{20}{40} = \frac{1}{15}$$

となるので，つまりAが起こってBが起こる確率とBが起こってAが起こる確率は等しくなります。

$$P(B/A) \times P(A) = P(A/B) \times P(B)$$

両辺をP（A）で割ると

$$P(B/A) = \frac{P(A/B) \times P(B)}{P(A)}$$

となります。これがベイズの定理です。これを書き換えると

事後確率 ∝ 事前確率 × 尤度

となります。確率は「オッズ」[*]（起こりそうもないと思われる確率に対する起こりそうな確率の比 = $p/(1-p)$，p は発生する確率）に変換できますので，この式は，検査後オッズ＝検査前オッズ × 尤度比と表すこともできます。さらに我々が想像しやすいようにすると図33のようになります。

続いて，実際に応用例を見てみましょう。

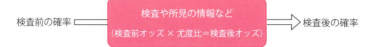

図33 ベイズの定理の診断への応用

> （例題）
>
> 超音波で肝硬変患者に肝腫瘤が見られた時（図34）の肝臓癌である確率は60％（オッズ1.5）とします。AFPが300ng/mlだったとすると（尤度比が10），肝臓癌の可能性はどれくらいか？

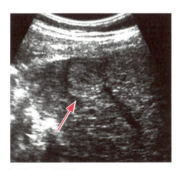

図34 肝硬変患者の肝臓の超音波像
肝硬変患者に周囲にハローを有する高エコーの腫瘤を認める（矢印）。AFP値は300ng/mlであった。

検査後オッズ＝検査前オッズ×尤度比ですので，検査後オッズは1.5×10＝15，つまり確率は15／（1＋15）＝93.8となり，9割以上の確率で，肝細胞癌といえることが分かります。

（例題）

　頭部 CT で脳内に周囲に浮腫を伴い，均一に増強される境界明瞭で，石灰化は伴わない腫瘍を認めた時（図 35），悪性リンパ腫である確率はどのくらいか？　なお，様々なこれまでの報告で，下記の頻度であることが分かっている。
1）脳腫瘍の中で，悪性リンパ腫の頻度は約 4%（検査前オッズ 0.042）
2）リンパ腫で浮腫を伴う頻度は 70%（尤度比 2.33）
3）石灰化を伴う頻度は 5% なので，石灰化は見られない頻度は 95%（尤度比は 19）
4）境界明瞭な頻度は 50%（尤度比 1）
5）均一に増強される頻度 80%（尤度比 4）

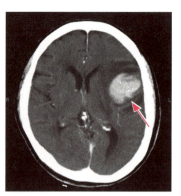

図35　60 歳代，女性の頭部 CT
頭部 CT で脳内に周囲に浮腫を伴い，均一に増強される境界明瞭で，石灰化は伴わない腫瘍（矢印）を認める。

検査前のオッズは 0.042 です。検査後のオッズは検査前のオッズ × 尤度比より以下のように計算できます。

$$0.042 \times 2.33 \times 19 \times 1 \times 4 = 7.43$$

　これを確率に変えると 7.43 ／（7.43 + 1）= 0.88 で約 88% の確率で悪性リンパ腫と診断できます。
　それぞれの腫瘍で，これまでの症例の蓄積で，どの程度の確率で，石灰化や浮腫，造影パターンなどが見られるかが分かっていますので，色々な腫瘍組織に適応することで，様々な CT 所見から機械学習としてどの腫瘍の確率が高いかを診断できます。
　「ベイズの定理」および「ベイズ統計学」の考え方を基に，より多くの「原因」と「結果」をつなぎ，より柔軟に「原因」と「結果」の確率の予測を可能とする推論手法が「ベイジアンネットワーク（Bayesian Network）」です。
　詳細は省きますが，ベイジアンネットワークでは，「原因」と「結果」の関係を複数組み合わせてグラフィカルなモデルを作ることにより，過去の経験と曖昧な観測値に基づいて，確率論に基づいた合理的な推論が可能になります。この考え方は，人がさまざまな出来事や他人の振る舞いを予測するときの考え方に倣ったものといえます。近年，IT，特にインターネットがより人間的に使いやすくなってきている背景には，ベイジアンネットワークを活用した推測エンジンの活用が盛んになってきたことがあります。

＊：オッズ；診断学に利用する場合，ある疾患 D の事前確率を P（B）とする。CT 所見 S が見られた場合（所見 S が見られる確率 P（A）とする），その患者が確かに D である事後確率 P（B/A）は

$$P(B/A) = \frac{P(A/B) \times P(B)}{P(A)} \quad \cdots\cdots ①$$

で求められるが，P（A）は所見 S を示すすべてのデータを集計してその確率を計算する必要があるため，求めることが困難なことが多い。そこで，オッズを考えて，この疾患ではない患者（$\overline{B}$）で所見 S を示す確率は

$$P(\overline{B}/A) = \frac{P(A/\overline{B}) P(\overline{B})}{P(A)} \quad \cdots\cdots ②$$

で表せる。①の式を②の式で割ると

$$\frac{P(B/A)}{P(\overline{B}/A)} = \frac{P(A/B)}{P(A/\overline{B})} \times \frac{P(B)}{P(\overline{B})}$$

　　　　　事後オッズ　　尤度比　　事前オッズ

　つまり，**事後オッズ＝尤度比 x 事前オッズ**となる。なお，尤度比は疾患がある確率を疾患がない確率で割ったもので，有病者が無病者よりも何倍陽性になりやすいかを表している。
　通常は 1 以上であり，疾患である事前オッズを検査により引き上げることができる割合となる。例えば，ある所見が見られる頻度が 70％ であれば尤度比は 0.7 / 1 - 0.7 = 2.3 で，その所見があれば診断が 2.3 倍確からしくなることを示している。

参考文献

佐々木春喜：診断推論と確率：ベッドサイドでのベイズの定理，日本プライマリー連合学会会誌 36, 191-197, 2013

6章　人工ニューロン

> **6章のポイント**
> - 人工ニューロンは神経細胞を数学的にモデル化したもので，基本的には重回帰と同じ
> - 人工ニューロンは重みと閾値（バイアス）で機能を調節する
> - 活性化関数で出力の微調整を行う
> - パーセプトロンは神経細胞のように閾値を超えると突然発火するルール（ステップ関数）をもつ人工ニューロンである

　近年，ディープラーニングが革新的な技術として産業界のみならず医療においても世界的に注目されています。このディープラーニング自体は2010年以降に急速に発展していますが，その基礎となる人工ニューロンやニューラルネットワークは1950年代から研究されていたものです。

1　神経細胞と人工ニューロン

　動物の神経細胞（ニューロン）は，樹状突起からたくさんの入力を受けて，一つの軸索へ出力を伝え，隣の神経細胞にはシナプスを介して連結します。小さな入力では何も出力されませんが，一定の値（閾値）以上の強い入力があると，他のニューロンに軸索を介して，信号が伝えられます。「人工ニューロン」は，神経細胞をモデ

ル化したもので，複数の入力と一つの出力があります（図36）。モデルでは神経細胞の部分を「ノード」，シナプスの部分を「エッジ」と呼びます。

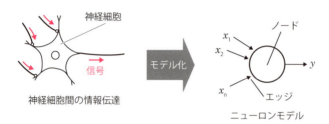

図36 人工ニューロン
人工ニューロンは神経細胞を模しており，一定以上の大きさ（閾値）の入力があると他のニューロンに信号を伝える。モデルでは神経細胞をノード，シナプスをエッジと呼ぶ。

2　入力信号の重み付け

　神経細胞が隣の神経細胞に信号を伝える場合，その連結の仕方はどれも一緒というわけではなく，強い連結の場合と弱い連結の場合があります。人工ニューロンをモデル化するにあたっては，この連結の程度は「重み」として表現されます。この重み付けは非常に大事で，ニューラルネットワークあるいはディープラーニングが賢くなっていくというのは，実はこの重み付けが訓練によって最適化されるからなのです。例題を使って少し詳しく説明します。

（例題）
　あなたが自動車を買うか（出力 1），我慢するか（出力 0），意思決定をすると仮定した時の人工ニューロンのモデルを考えてみる。あなたは，スタイルがよく，馬力が高く，リーズナブルな価格の車が欲しいのだが…。

　あなたの判断に影響を及ぼす要素は 3 つあるとします。そして，それぞれの要素を 0 か 1 で二値化します。

［入力］　①スタイルが良いか？（良い = 1，悪い = 0）
　　　　　②馬力があるか？（100 馬力以上 = 1，100 馬力未満 = 0）
　　　　　③値段が手頃か？（200 万円未満 = 1，200 万円以上 = 0）
［出力］　1 = 車を買う，0 = 買わない

これを図37のようなモデルで考えます。

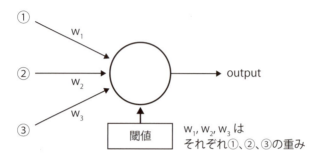

図37 新車購入モデル

①～③の3つの要素で何を重視するかは人によって違うでしょう。あなたはスタイルをとても重視して，馬力は多少なくとも我慢はできそうです。一方，お金はあまり持っていませんので，高い価格の車はどうしても買えそうもありません。そこで，3つの要素の重要度に対して「重み付け」します。

①の重み：5，②の重み：2，③の重み：6

3より大きい値になれば（閾値が3）発火する（出力する）ようにすると，

①×（①の重み）＋②×（②の重み）＋③×（③の重み） ＞ 3

というモデルができます。

一方，閾値を5とすると，モデルは

① ×（①の重み）＋ ② ×（②の重み）＋ ③ ×（③の重み） ＞ 5

となります。後者のモデルでは価格が安ければ必ず1を出力し，高ければ必ず0を出力します。スタイルや，馬力によって結論が変わることありません。

このように，人工ニューロンには閾値（バイアス）があり，この閾値を超えると信号が伝わって発火します。重みと閾値を変化させることで，様々に異なった意思決定モデルを作ることができます。

上記のモデルを一般化すると，下のような時興奮する人工ニューロンということになります（β が閾値に相当します）。

$$\alpha_1 X_1 + \alpha_2 X_2 + \alpha_3 X_3 > \beta$$

それでは，図38の人工ニューロンで図39の●○を識別してみましょう。

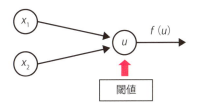

図38 人工ニューロンモデル

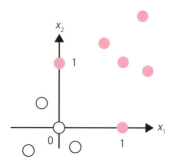

図39 パラメータ X_1, X_2 に対する●と○の分布図

図40のようなモデル（$y = 1 * X_1 + 1 * X_2 - 0.5$）、つまり切片（閾値）を-0.5、$\alpha_1=1$、$\alpha_2=1$ とすると●と○は分離可能となります（図41）。

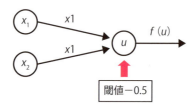

図40 $y = 1 * X_1 + 1 * X_2 - 0.5$ のモデル

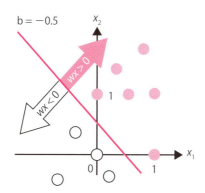

図41 図25Bのモデルによる●と○の分類
切片（閾値）が-0.5, $a_1=1$, $a_2=1$（$y = 1*X_1 + 1*X_2 - 0.5$）とすると●と○は分類できる。

ところで、$α_1x_1 + α_2x_2 + α_3x_3 > β$ の式に見覚えはありませんか？ そう、これは重回帰の式と全く同じです。実は人工ニューロンは重回帰と同じものなのです（33ページ参照）。人工ニューロンも重みと切片でその機能を調整します。

それではどうやってこの重みのパラメータを最適化するのでしょうか。それには教師データである真の値と予測値の間のずれを表す関数（誤差関数，損失関数といいます）を用います。具体的には

$$誤差関数 = (真の値 - 予測値)^2$$

で表します。人工ニューロンではこの誤差関数の和を最小にする，つまり，誤りの少ない最適なモデルをつくるように重みや切片などのパラメータを修正していきます（37ページ，最二乗法参照）。

3 活性化関数で出力の微調整を行う

　神経細胞や人工ニューロンでは入力に対してのアウトプットは閾値を超えた時に1，そうでなければ0と出力します。図に表すと下の図42Ⓐのようになります。このように入力に対する出力のパターンを規定する関数を「活性化関数」といい，様々な種類があります（図42）。

　神経細胞の活動電位のように，ある閾値で急に反応する関数を「ステップ関数」（図42Ⓐ）と呼びます。

　また，対数的に徐々に増えるものは「シグモイド関数」（図42Ⓑ）と呼ばれます。このように0から1までの間に値が連続的に収まるようにすることで，ロジスティック解析同様，その値に割合や確率などの意味を持たせることができるようになります。また，値が0〜1に収まるので正規化されて過学習を押えることができます。

　「tanh関数」はシグモイド関数に似ていますが，-1から1まで変化します（図42Ⓒ）。

　一方，シグモイド関数やtanh関数が非直線的に増加するのに対して，閾値以上になると直線的に増加するものは「ReLU関数（ランプ関数）」（図42Ⓓ）と呼ばれ，最もよく使われています。シグモイド，tanh，ReLU関数はステップ関数に比し，なめらかな出力値をとるため，特にニューラルネットワークの計算では使いやすいと言われています。

3 活性化関数で出力の微調整を行う

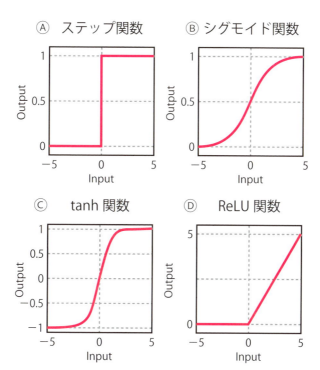

図42 様々な活性化関数

「ステップ関数」は0未満では0だが，0を超えると突然発火し1となる。神経細胞の興奮に似ている。

「シグモイド関数」は負の値から正の値までS字状になだらかに変化する。実際の式は

$$f(x) = \frac{1}{1 + e^{-ax}}$$

で与えられる。

「tanh関数」はシグモイド関数を2倍して1を引いたもので，シグモイド関数と似ているが，ややシャープである。

「ReLU関数」は0を超えていれば入力の値をそのまま出力し，0以下であれば0を出力するもので，単純だが，最近のニューラルネットワークでは頻用されている。

人工ニューロンでステップ関数のような出力を示すものを「パーセプトロン」と呼びます。アメリカの心理学者，フランク・ローゼンブラットが1958年に発表したもので，ニューラルネットワークの基礎となったモデルです。

　このパーセプトロンを図式化すると図43のようになります。入力に対して重みを掛けた値を足して，その値が0以上の時はクラス1，0未満の時はクラス2に分類すると言ったシンプルなアルゴリズムです。

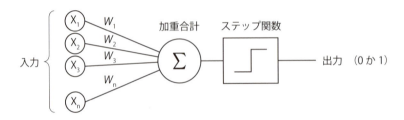

図43 パーセプトロン
パーセプトロンは人工ニューロンで活性関数にステップ関数を用いたもので，神経細胞のように閾値以下なら0，それ以上なら1を出力する

　人工ニューロンには次のような特徴があります。

① オンライン学習で学習する（26ページ参照）
② まずまずの予測性能で，学習速度は速い
③ 過学習に陥りやすい
④ 線形分離可能な問題のみ解ける

人工ニューロンの決定境界は重回帰モデルと同様，図27Ⓐ（51ページ）のように直線であり，非線形の分離はできません。後述のニューラルネットワークでは層を複数に重ねるため，非線形なデータでも分離可能となります。

　このように，人工ニューロンは異なる種類の情報を考慮し，重みと閾値を基にして判断を下す能力があります。となれば，人工ニューロンを複雑に組み合わせたネットワークなら，かなり微妙な判断も扱えそうですね。人工的に作ったニューロンを複雑に組み合わせたものが7章で説明する「ニューラルネットワーク」です。丁度，脳では多くの神経細胞が複雑に関わっているのと同じです。そして，層が何層にも深くなったものが，8章で説明する「ディープラーニング」です。

Note 8　パーセプトロンとニューラルネットワーク

　パーセプトロンは入力とパラメータの積和が閾値以下であれば 0，閾値より上であれば 1 を出力する単純なモデルである。パーセプトロンが 1 つだけでは単純なモデルしか表現できないため，複雑なモデルを表現するためにはパーセプトロンを複数層重ねる必要がある。一方，ニューラルネットワークは，構造自体はパーセプトロンに似ているが，パーセプトロンが活性化関数にステップ関数を用いて，0 か 1 かの出力であるのに対して，ニューラルネットワークでは，シグモイド関数や ReLU 関数などの関数を使うことで，より高度な学習が可能となる。

7章　ニューラルネットワーク

> **7章のポイント**
> - ニューラルネットワークは人工ニューロン（ノード）を入力層，隠れ層，出力層と並べたもの
> - ノードとノードの間は重みをつけて結ばれる
> - 隠れ層を加えることにより複雑なパターンも鑑別可能
> - 動物が様々な経験によって学習するように，ニューラルネットワークはだんだん賢くなる

1　ニューラルネットワークの構造

　人工ニューロンは1つの神経細胞を模した数学的モデルですが，実際の脳では神経細胞がシナプスを介して，複雑に繋がっています。「ニューラルネットワーク」は脳と同様の神経回路網を数学的モデルで表現したものです。ニューラルネットワークにおいては入力層と出力層の間に外からは直接目に触れない「隠れ層（中間層とも言います）」が設けられています（図44）。そして，層と層の間の結合の程度はそれぞれ異なっており，重み「W」で表されます。1つ1つのノード（図44の○）が，それぞれ神経細胞の1つに相当します。

図44のネットワークは3個の入力層のノード，2個の隠れ層のノード，3個の出力層のノードからなっています。また，活性化関数にはシグモイド関数やReLU関数を用います。

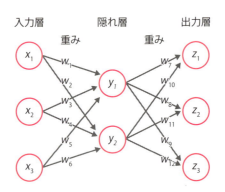

図44 ニューラルネットワークの構造

ニューラルネットワークでは入力層と出力層の間に隠れ層（中間層）が導入されている。各ノード（○）は神経細胞を模したもので，ノードとノードの間は結合しているが，その結合の程度は重み(W)で表される。

2 隠れ層の導入

それではニューラルネットワークではどうして隠れ層が必要なのでしょうか。

6章の図41のような分布を示す場合は，線形モデル，つまり単純な人工ニューロンで●と○をしっかりと分類できます。それでは次の図45のような場合はどうでしょうか。

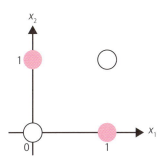

図45 人工ニューロンは非線形分布が苦手
交差したような分布を示すものは単純人工ニューロンでは分離できない。

このような分布を示すものを単純な人工ニューロンで分類を行おうとしても，全く歯が立ちません。

このように，単純な人工ニューロンでは線形の重回帰モデルと同様に非線形の分布を示す場合は分類できないのです。そこで考えられたアイデアが「隠れ層」なのです。

図46に示すように，AとCに強く反応するユニットとBとDに強く反応するユニット，すなわち隠れ層を作ります。強く反応するということはその経路に大きな重みを付けるということです。このように隠れ層をいれることで，複雑な分布を示すサンプルにも対応可能となります。

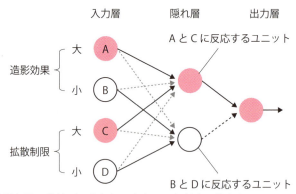

図46 隠れ層で非線形の分布を示すものにも対応可能となる
A, B, C, Dの4つの領域を分離するために，ニューラルネットワークの隠れ層にAとCに反応するユニット（重み付けによってAとCに強く反応）とBとDに反応するユニットを作ることで，複雑な分布を示すものにも対応できるようになる。

　少し具体例で考えてみましょう。前立腺癌のMRIのニューラルネットワークによる診断です。

（例題）
　前立腺癌のMRIでは，T2強調画像では癌がはっきり描出されないことも少なくなく，拡散強調画像やダイナミックMRIを使う（図47）。典型的な癌は拡散制限があり（拡散強調画像で高信号），ダイナミックMRIで強く濃染される。ところが，

2 隠れ層の導入

> これらの所見が両方とも揃わないケースも散見される。そこで，ニューラルネットワークで癌かどうかを鑑別するモデルを考えてみる。

拡散制限と造影効果の組み合わせのパターンは4つに分けられますね（図48）。図49は実際の分布で多くの癌は拡散制限が大きく，造影効果も大きいことが分かります。

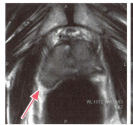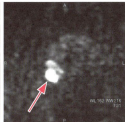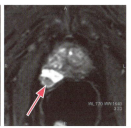

図47 前立腺癌のMRI
T2強調画像で右外腺の背側への突出を認める（矢印）。拡散強調画像で高信号（拡散制限が大），ダイナミックMRIで強い増強効果を認め，前立腺癌の診断が可能である。

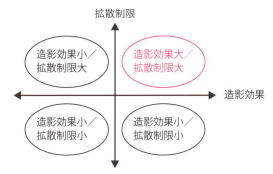

図48 前立腺癌のMRI所見のパターン
前立腺癌のMRI診断は主に造影効果と拡散制限で評価をする。造影効果と拡散制限が両方とも大きい場合，癌の可能性が高い。それ以外の場合は良性のことが多い。

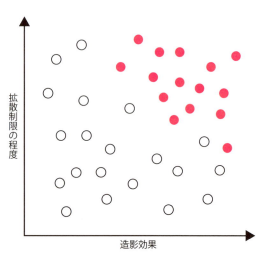

図49 前立腺癌の MRI 所見(拡散強調像)の良・悪性分布
(●:悪性,○:良性)

悪性は拡散制限が強く,造影効果が高い領域に集中している。

　そこで,拡散制限の程度と造影効果から,図 50 のようなモデルが考えられます。

　太い線は結びつきが強い,つまり大きな重みを与え,細い線には小さな重みが与えらます。

　このモデルでは拡散制限が大きく,造影効果が高いものは図 51 の●のところで,上の隠れ層が強く反応し,悪性の可能性が高いと診断されます。

2 隠れ層の導入

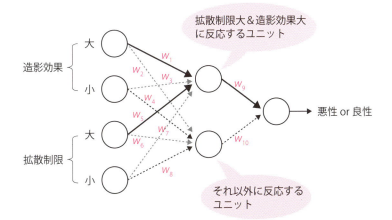

図50 前立腺癌のMRI所見（拡散強調像）の良・悪性を診断するニューラルネットワークモデル

入力層に拡散制限の大小，造影効果の大小で4つのノード，隠れ層に造影効果と拡散制限が両方とも大きいノードに反応するユニットとそれ以外のユニットをつくる。入力層においては拡散制限大か小か，造影効果も大か小かどちらかを選ぶ。

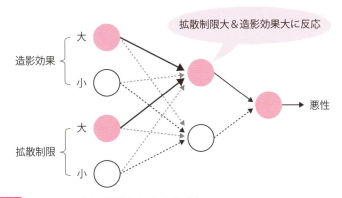

図51 図50のモデルで悪性に反応するパターン

図50のモデルで，拡散制限大，造影効果大である悪性と判断される。

このように，隠れ層を設けることで，非線形のみならず任意の関数を近似できることが分かっており，複雑なパターンの鑑別も可能となります。特に隠れ層のノードの数を増やすことで，より良好な近似が得られます。実際のニューラルネットワークでは，隠れ層の要素はアルゴリズムが自ら発見するため，私たちが見つける必要はありません。

　ここで問題となるのは，図50に示すW_1〜W_{10}の重みをどうやって決めるかです。ニューラルネットワークでは次項で述べる誤差逆伝搬法を使うことで，自身で重みを調整し，アルゴリズムはどんどん賢くなっていきます。

3 ニューラルネットワークはだんだん賢くなる!?

　ニューラルネットワークを設計する際に最初は重みの大きさはどれぐらいが適当なのか分かりません。そこで初めにエイヤ！で適当に重みを与えておきます。そして教師画像を使ったトレーニングの段階で，だんだん学習し最適化していきます。実際にはニューラルネットワークが出した答えとあらかじめ分かっている正解を比較します。当然，ずれ（誤差）が生じますが，その誤差を各層に逆に伝達することで，重みを調整して誤差をだんだん小さくしていきます。そして，その修正量が規定値以下になるか，決められたループ回数を繰り返したところで学習を打ち切ります。この手法は「誤差逆伝搬法（Backpropagation）」と呼ばれます。

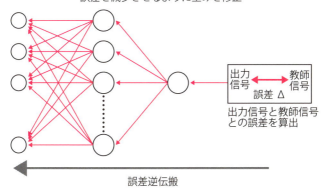

図52 誤差逆伝搬法
①ニューラルネットワークの出力と，そのサンプルの正しい答えを比較し，誤差を求める。②その結果をもとに，各ノード間のリンクの重みを更新し，順次，前の層のノードに関しても計算していく。このプロセスを繰り返すことで，重みを最適化していく。

人間も，計算問題を間違えた時，どこで間違えたのか，解答から計算式をさかのぼって計算間違いを見つけたりしますね。計算間違いしたところを見つけたら，そこを修正して解き直すのに似ています。

　誤差逆伝搬法では，ある1つの重み付けを大きくすると誤差が減るのか，小さくすると誤差が減るのかをいちいち計算しながら，誤差が小さくなるように，それぞれの重みをそれぞれ微調整していくという気が遠くなるような作業をひたすら行います。このようにしてニューラルネットワークは教師画像をたくさん学習することで，だんだん賢くなっていきます。

　しかし，誤差伝搬法では単純に中間層を増やしていくと浅い層には誤差情報が伝わらないため，8章のディープラーニングでは深いネットワークでも学習できるように工夫がされています。

　ニューラルネットワークは非線形なデータを分離できますが，次の2点のような欠点があります。

① 学習に時間がかかる
② パラメータの数が多いので，過学習に陥りやすい

　また，ニューラルネットワークの計算は層が深くなると非常に時間がかかりますが，最近はGPU*の発達で高速化が可能となりました。ただし，ニューラルネットワークではパラメータ数が多くなりがちで過学習に陥りやすいので，学習データ量は他の機械学習より多く必要です。

3 ニューラルネットワークはだんだん賢くなる !?

*：GPU（Graphics Processing Unit）；グラフィック計算処理に特化したコンピュータのプロセッサで，画像処理に特化して計算処理性能を極限まで高めている。CPU（Central Processing Unit）が多くとも6コアであるのに対し，数千にも及ぶコアを持ち，単純な計算（ニューラルネットワークやディープラーニングは主に足し算とかけ算）を超高速に行う。画像処理計算に限れば，CPUの数倍〜数百倍の計算処理性能を発揮し，特に3次元のCG処理に使われる。計算が膨大なディープラーニングには不可欠のユニットである。

4 ニューラルネットワークによる画像認識

ニューラルネットワークで画像を認識する場合，まず画像データを読み取って数値データにしなければなりません。例えば図 53 のように○と×を線の部分は 1 で，それ以外は 0 で当てはめることができます。

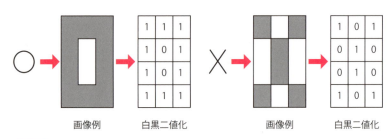

図53 ○印と X 印のデジタル化
画像の黒い部分は 1 で，白い部分は 0 を与えて，画像を二値化する。○は左図のように，X は右図のようにデジタル信号に変換される。

そしてこの値をニューラルネットワークに入力して，アルゴリズムは○と X のそれぞれの確率を計算して，○と × のどちらの確率が高いかを判定します（図 54）。

4 ニューラルネットワークによる画像認識

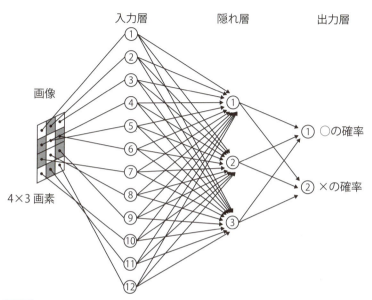

図54 ニューラルネットワークによる画像認識
図53の二値化された画像の各マトリックスの値は入力層に入力され，隠れ層を介して出力層に1（○と判定）か2（×と判定）と出力される。

　この状況は網膜に映し出された情報を脳で処理する過程に似ています（図55）。実際にはもっと複雑な画像を扱うことが多いため，これから説明するディープラーニング，特に「CNN(Convolutional Neural Network)」がよく使われます。

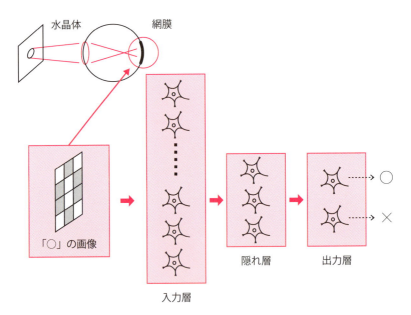

図55 網膜による画像認識
図54のニューラルネットワークによる画像認識は網膜で物体を認識して,脳で認識する過程と類似する。

8章　ディープラーニング

> **8章のポイント**
> - ディープラーニングは大脳皮質のように階層を深くしたニューラルネットワーク
> - ディープラーニングのプロセスはブラックボックス化され，人間には理解困難！
> - ディープラーニングは過学習に陥りやすい
> - RNNは時系列データが得意，GANは競争してレベルを上げていく

1　ディープラーニングの構造

　7章で解説したニューラルネットワークは隠れ層が1つでしたが，近年，この隠れ層を何層も重ねることで，ニューラルネットワークの性能が格段に向上することが分かってきました。このように，階層を深くしたニューラルネットワークを「ディープラーニング」と呼びます（図56）。その構造は大脳皮質を模したものです。大脳皮質のニューロンは他のニューロンからシナプスを介して，入力を受け取り，他のいくつかのニューロンに信号を送ります。ニューロン同士が複雑な回路を作りながら多数の層構造を作っています。ディープラーニングのプログラムでも同じように複雑に接続しながら多数の層が作られています。

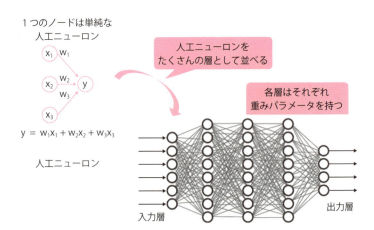

図56 ディープラーニングは複数の隠れ層を持つ

ディープラーニングはニューラルネットワークの隠れ層を何層も重ねたもので，一つ一つのノードは単純な人工ニューロンである。ディープラーニング中で各層にそれぞれ重み付けのパラメータを持っている。

2 他の機械学習との違い

　ディープラーニングも機械学習の一つですが，従来の機械学習とは大きな違いがあります。従来の機械学習では，何に着目すれば良いか（特徴量）をあらかじめ人間が機械に指示する必要がありました。ところが，ディープラーニングでは学習を繰り返す中で，プログラムが自ら特徴量を抽出していきます。具体的には，従来の機械学習で人の顔を認識するためには目，耳，鼻等の特徴などを人間があらかじめ入力する必要がありましたが，ディープラーニングでは目，耳，鼻等が重要であると自動的に抽出してくれます。つまり，ディープラーニングでは何に着目すればよいかをあらかじめコンピュータに教える必要がなく，どんな特徴を利用すれば上手に識別できるかを自動的に学んでいきます（図57）。そして，ディープラーニングの凄いところは課題を解く精度の高さです。学習を積み重ねることでだんだん賢くなっていきますし，非線形の分布を示すものに対しても柔軟に対応可能です。

　しかし，一般にディープラーニングで使われるプログラムは階層が非常に深く，コンピュータがどのようにして最適化しているのかを人にはなかなか分かりません。つまり，内部の構造がブラックボックスであるという欠点があります。

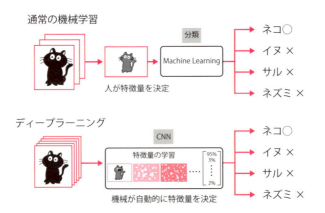

図57 通常の機械学習とディープラーニングの違い

通常の機械学習では人が特徴量をあらかじめプログラミングする必要があり，途中のプロセスは理解可能であるが，ディープラーニングでは自分で特徴量を見つけ出す。そのため，ディープラーニングでの学習結果は人が直感的に理解困難で，いわゆるブラックボックス化している。

Note 9　ディープラーニングの判断理由を知る

> 　ディープラーニングでは，特徴を自動的に抽出して学習することが可能な半面，どのように特徴が抽出されているのかに関しては，基本的にはブラックボックスであり，どうしてそのような判断を行ったかの説明が難しい。そこで，アルゴリズムがどの部分に着目したかを，ヒートマップ（顕著性マップ，Saliency Map）で表す方法が用いられる。このマップによって，ディープラーニングが画像のどの部分に着目して判断したかを視覚的に際立たせることができ，ディープラーニングの判断根拠をある程度知ることができる。

3 ディープラーニングにおける過学習

　他の機械学習同様，ニューラルネットワークやディープラーニングでも過学習が起こります。特に，複雑なモデルであるディープラーニングは過学習に陥りやすく，放っておくと「丸暗記」で解決しようとします。5万個の画像データがあったら，その5万個の形をそのまま丸暗記し，絶対に間違えないように努力してしまいます。このようなモデルは，学習した画像はよく認識できるのですが，未知の画像には対応できなくなります。

　過学習は教師データが不足していたり，数が多すぎたり，偏りが見られることなどが原因ですが，ディープラーニングでは対策として「ドロップアウト」という方法がよく用いられています（図58）。

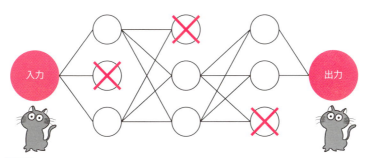

図58 ドロップアウトで過学習を防ぐ
ランダムにノードを非活性にすることによって汎化性が高まり，過学習を防ぐことができる。

ドロップアウトは人工ニューロンのノードをランダムに非活性にして過学習を防ぐ方法です。学習中にランダムにニューロンを非活性化すると，とても丸暗記はできません。そこでディープラーニングは，必死になって入力の特徴をつかもうとするのです。

4 ディープラーニングの学習と処理

　ディープラーニングでは，画像を学習するには非常に多くの学習用データが必要と言われています。CT画像などを学習させるには数万例必要と言われていますが，そこまでの学習用データを集めるのは時間と労力がかかります。そこで，既存の画像の処理で一般的によく使う学習済みモデルを用いて，必要なデータ数を減らす「転移学習」という方法が良く利用されています。転移学習では，AlexNetやGoogleNetといった既存の学習済みのモデルに対して，そのモデルでは事前には学習されていないタイプの画像を含むデータを与えて学習させます。ゼロからモデルを学習させる場合と比較して，必要なデータ数がはるかに少なくて済むという利点があり（何万ではなく数千の画像で学習が可能），計算も数分から数時間程度で終えることができます。また，ディープラーニングの学習には数日から数週間といった長い時間を要することがありますが，GPUを使うことで処理をさらに高速化できます。

　最近では，ディープラーニングのプログラムはネット上にたくさんの素材がありますので，ちょっと勉強すれば素人でも試せます。

5 ディープラーニングの種類

　ディープラーニングによって，画像認識，音声認識，自動言語処理，異常検知など高度な情報処理が可能になります．医学の領域，特に画像診断などでよく使うのが「CNN（Convolutional Neural Network）」と呼ばれるニューラルネットワークです．また，「RNN（Recurrent Neural Network）」と呼ばれるニューラルネットワークは，音声入力が得意なニューラルネットワークです．そして，「GAN（Generative Adversarial Network）」は最近注目されている技術であり，学習に必要なデータ量を大幅に減らしてくれます．

A. RNN（Recurrent Neural Network）

　「再帰型ニューラルネットワーク」とも呼ばれ，再帰型という名前の示すとおり，ある時点の隠れ層の特徴量を次の時点の入力として再利用します（図59）．そのため，入力データに方向性がある場合（例えば時系列データなど）に適したモデルです．動画や音声なども時系列データであるため，これらの認識に高い性能を発揮します（図60）．

5 ディープラーニングの種類

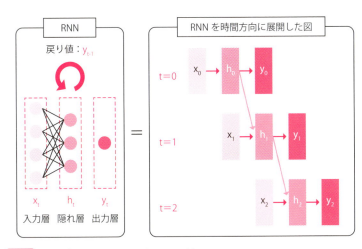

図59 RNN（Recurrent Neural Network）
RNNは再帰構造を持ち，出力を次の入力に使うのが特徴。

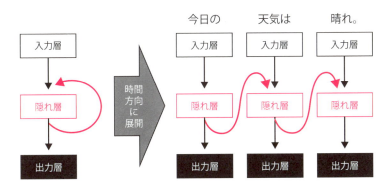

図60 RNNによる音声データの処理
音声データは可変長の時系列データである。RNNではこの可変長データをニューラルネットワークで扱うため，前の値を再び隠れ層に入力する。例えば，「今日の天気は晴れ。」という文章で，「今日→の」，「天気→は」など，それぞれ強い相関があり，我々は頭で何となく，その繋がりを認識している。このような繋がりを機械に記憶させて，隠れ層に戻して（再利用して）時系列の次のデータを判断する。

B. GAN（Generative Adversarial Network）

教師データを元にして，それと似た新しいデータを創るモデルを生成モデルと呼びますが，GAN は現在非常に注目を集めている生成モデルです。

GAN の基本的な考え方はシンプルなので，例え話で説明しましょう。図 61 のように，ニセ札造りの偽造者（Generator）と警察官（Discriminator）の 2 名の登場人物がいるとします。偽造者は，本物の紙幣と似たニセ札を造ります。警察官は，ニセ札を見破ろうとします。下手なニセ札は簡単に警察官に見破られますが，偽造者の腕が上がって精巧なニセ札になっていくと，警察官もなんとかニセ札を見破ろうと頑張って見分けようとします。お互いに切磋琢磨していくと，最終的にはニセ札が本物の紙幣と区別がつかなくなるくらいにレベルが上がっていきます。

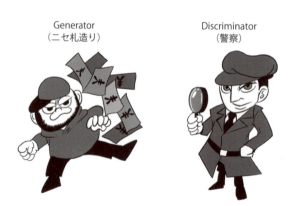

図61 GAN（Generative Adversarial Network）
GAN には Generator と Discriminator という 2 つのネットワークがある。Generator は教師データと同じようなデータを必死で作る。Discriminator はデータが教師データからのオリジナルか生成データからの偽物かを必死で鑑別しようとして、お互いに競い合う。

9章 畳み込みニューラルネットワーク
（Convolutional Neural Network：CNN）

> **9章のポイント**
> - CNNは画像認識に使われるディープラーニング
> - ①入力層，②畳み込み層，③プーリング層，④全結合層，⑤出力層からなる
> - 畳み込み処理，プーリング処理によって画像の特徴の抽出，圧縮が行われる
> - CNNの浅い層のノードは単純な形態，深い層のノードは複雑な形態を認識している

1 CNNの構造

　CNNは画像認識において最もよく使われるディープラーニングのモデルです。2012年にKrizheskyらの用いたCNNモデル（AlexNet）が画像認識のコンテストであるImageNet Large Scale Visual Recognition Competition（ILSVRC）で圧倒的な成績で優勝したことが，ディープラーニングが大きく注目されたきっかけと言われています。その後，様々なモデルが開発され，2015年にはILSVRC 2012のデータセットにおいて，マイクロソフトのKaiming Heらの考案したCNNモデルが人間の画像認識能を超えたとされています。

2017年ぐらいからディープラーニングを使った画像診断への臨床報告も見られ，2019年現在，市販ソフトウェアの準備も進んでいます。

　CNNは画像の特徴を抽出して，分類することが得意なニューラルネットワークです。CNNは人の視覚野をモデルにしています。例えば図62のように，画像に対してCNNを用いることでネコの特徴を抽出して，この画像がどれぐらいの確率でネコであるかを判断します。

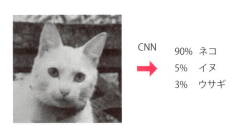

図62 CNNは画像分類が得意
CNNをはネコの特徴を抽出して，画像がどれぐらいの確率でネコであるかを判断する。

　通常のニューラルネットワークでは，入力画像のマトリックスに対して1つ1つ計算していきますので（256 X 256のマトリックスだと入力層のノードは65,536個にもなります！），画像データを解析しようとすると莫大な計算量・時間になります。そこでCNNでは，隠れ層で「畳み込み処理」と「プーリング処理」を行うことで，特徴を抽出・圧縮して対応します。図62のような画像に対して，次のプロセスを経て，どの動物の可能性が高いかを判定します（図63）。

① **入力層（Input Layer）**
画像信号をデジタル化する

② **畳み込み層（Convolutional Layer）**
フィルタ処理（畳み込み）を行い，特徴をつかむ

③ **プーリング層（Pooling Layer）**
特徴を保ちつつも，データを圧縮して，扱いやすくする

④ **全結合層（Fully connected Layer）**
全てのプーリング層で得られたデータと結合しており，特徴的な所見を抽出，判定する

⑤ **出力層（Output Layer）**
答えを出力する

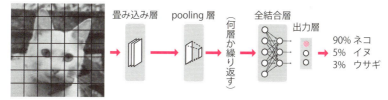

図63 CNNのプロセス
CNNは入力層，畳み込み層，プーリング層，全結合層，出力層で校正される。畳み込み層とプーリング層は何層か繰り返される。

　畳み込み層は，画像の局所的な特徴を抽出し，プーリング層は局所的な特徴をまとめあげる処理をしています。通常，この畳み込み層とプーリング層を何回か繰り返し，局所的な特徴から全体的な特徴を抽出していきます。CNNの処理の強みは入力画像の特徴を維持しながら画像を圧縮処理していることです。

2 画像入力

CNN の画像入力について，図 64 のような手書きの 0 を認識するモデルで考えてみましょう。1 つ 1 つの小さな四角をピクセルと呼びます。各ピクセルにはそれぞれの信号に応じて値が入っています（白黒なら 1 個，カラーなら RGB の 3 個）。

 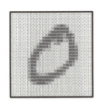

0	0	0	0	0
0	0	1	1	0
0	1	0	1	0
0	1	0	1	0
0	0	1	0	0

線の部分は 1
それ以外は 0
で表します

ざっくりと 5 X 5 セル
で表すとこうなります

図 64 手書きの 0 を認識する
手書きの字を 5 X 5 のマトリックスでデジタル化し，CNN によってこのマトリックスを 0 と判断する。

このマトリックスの数字をよく見ると，その数字は各近傍のピクセルとは強い関連性があることがわかります。1 の値はそばに 1 の値が存在することが多く，0 の文字のそばには 0 が存在することが多いですね。このように，多くの場合，信号の強いピクセルの隣には似たような大きさの数字が並びます。これは画像を余り細かく分解せずに大雑把に捉えても，画像の形はおおよそ認識可能であることを意味しています。

3 畳み込み（フィルタ処理）

　フィルタ処理とは，画像に対して特定の演算を加えることで画像を加工する工程です。画像レタッチソフトや最近のデジカメに実装されているような，ぼかし・シャープ化・エッジ抽出なども，このフィルタ処理の一つです。畳み込みとは画像に順番にこのようなフィルタを少しずつ施して，特徴を抽出する工程です。

　フィルタには色々ありますが，シンプルな例として図 65 のように 3 X 3 のマトリックスのフィルタを用いて説明します。

　このフィルタを入力で得られたマトリックスに対応して出力画像に結果を入れていきます。この後，ReLU 関数（72 ページ参照）などの活性化関数で処理して，出力していきます。この新たに出力されていくマトリックスを「特徴マップ」と呼びます（図 66）。

0.2	0	0.4
0.1	0.3	0.2
0	0.1	0.1

図65 3 X 3 のフィルタ

3 X 3 のフィルタを用意し，画像の一番左上に重ねて次の演算を行うと，
0 X 0.2 + 2 X 0 + 2 X 0.4 + 1 X 0.1 + 8 X 0.3 …… 9 X 0.1 = 6.2 となる。この値に活性関数（ReLU 関数）を通して（正の値ならそのまま，0 以下なら 0），最終的な値 6.2 を左上に記入する。次に 1 つずらして，同様の処理を行い，その結果を隣に記入する。
このように新たに出力を打ち出されたマトリックスを特徴マップと呼ぶ。特徴マップは元の入力画像が 10 X 10 なら 8 X 8 となる。

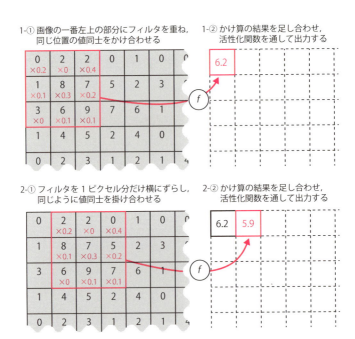

図66 特徴マップの作成

0 X 0.2 + 2 X 0 + 2 X 0.4 + ---- + 9 X 0.1 = 6.2 でこれに活性化関数 (ReLU 関数) を施すとやはり 6.2 で，この値を右上の隅に出力する。この作業を繰り返す。

　このような計算を画像の隅々まで行います。10 X 10 マトリックスであれば，入力画像に対して1個ずつずらしてデータをとっていきますので，8 X 8 マトリックスの特徴マップが得られます[*]。

　フィルタは目的に応じて様々なものを使います。例えば縦方向を抽出したいのであれば図67のようなフィルタを用います。一方，横方向のエッジを検出したい場合は図68のようなフィルタを用います。

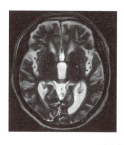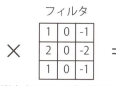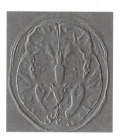

縦方向のエッジを検出するフィルタ

図67 縦方向を抽出するフィルタ
MRI の T2 強調画像に対して縦方向のエッジを検出するフィルタをかけることで画像の縦成分のみが抽出される。

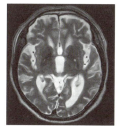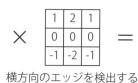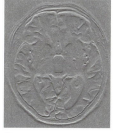

横方向のエッジを検出するフィルタ

図68 横方向を抽出するフィルタ
MRI の T2 強調画像に対して横方向のエッジを検出するフィルタをかけることで画像の横成分のみが抽出される。

　フィルタには様々なものがありますが，脳の視覚野でも同様の機能を持つことがわかっています。猫の視覚野の<u>単純型細胞</u>の活動は特定の方向の刺激が入力されると反応する「Gabor フィルタ**」で近似されることが明らかとなっています。学習済み CNN の入力層に近い畳み込み層においても，Gabor フィルタのように特徴を把

握できるとされています。一方，複雑型細胞は対象物の位置が多少変化しても同じ反応を示しますが，CNNも後述のプーリング層による処理を介在させることで同様の効果を得られると考えられています。

また，カラーであればRGB（赤，緑，青）の3種類の画像に対して処理を行います。このように入力画像に対して様々なフィルタを施して複数の特徴マップを得ます。

CNNのポイントは，このようなフィルタをいくつも準備しておいて，それを固定せず，学習によって決めていくという点にあります。CNNでは，重みの代わりにフィルタの各値をランダムに初期化し，学習によって更新していき，より有用な特徴が捉えることができるように調整されていきます。つまり，最終的にどのようなフィルタが最も良いパフォーマンスを出してくれるかを，人の手ではなくデータやプログラムに任せてしまうわけです。

＊：5×5のマトリックスに対して図のように3×3のフィルタを用いると端っこの値が利用されない。そこで，周辺に画像のフチを拡張して（多くは0を入れる），入力した画像データと出力される画像データを同じにすることがあり，「パディング（Padding）」と呼ばれる（図69）。

3 畳み込み（フィルタ処理）

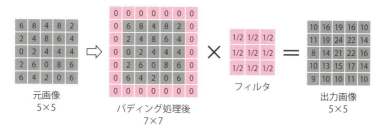

図69 パディング

畳み込み層では元画像（5 X 5）に対してフィルタを用いた畳み込み処理を行うが，そのまま行うと元画像より小さな 3 X 3 のマトリックスとなってしまう。そこで，周囲に1ピクセル分ダミーの値を入れることで，出力画像も 5 X 5 となり，端っこの値も利用できるようになる。

＊＊：Gabor フィルタ；画像中にどの向きの線が含まれているかを抽出できるフィルタ。図70 のような図形において，フィルタによって右斜めの成分を抽出することができる。脳内の「視覚野（Visual Cortex）」に類似する機能があることが知られている。

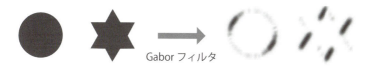

図70 Gabor フィルタによる特定の向きのエッジの検出

Gabor フィルタは特定の角度の線を抽出するフィルタで，右図の図形から右斜めの線の成分を抽出することができる。

Note 10　ディープラーニングは AI に視覚を与えた

　画像認識は画像や動画から特徴を掴み，対象を識別する技術である。2012 年の国際的な画像認識の大会で，トロント大学のチームが，それまでの方法でエラー率 26％だったものを，ディープラーニングを用いて 17％まで一気に精度を上げ，大きく注目された。また，同じく 2012 年に，Google が YouTube から集めた 1,000 万枚の猫の静止画像を 10 億カ所の接続からなる巨大なニューラルネットワークに見せた結果，コンピュータは人間と同じように「猫」という概念を独力で創りあげることができたと発表し，世界中のコンピュータ研究者を驚かせた。その後，ディープラーニングは様々な領域で使われている。この技術によって AI は視覚を持ったとされ，これまで機械では難しかった画像の判別が行われるようになり，画像診断も恩恵を受けている。

4 プーリング

　畳み込み層から出力された特徴マップに対して，重要な情報を残しながらデータを圧縮して新たな特徴マップを作る工程です。プーリングを行う手段として，「Max Pooling」がよく使われています。これは，各領域内の最大値に代表させることで圧縮を行う方法です。

　データはかなり大雑把になりますが，逆に多少の画像のずれもあまり問題でなくなり，手書き文字の認識などに有用です（図 71）。

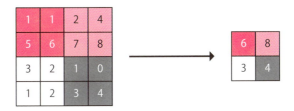

図71 Max Pooling
4つの領域の中で，一番大きい値をその4つのマトリックスの代表値として採用し，新たなマトリックスを作る。左上の4つの赤色の領域の最大値は6なので，この値で，この領域を代表させる。右の桃色の領域の最大値は8，白色の最大値は3，灰色は4である。このようにして全体の特徴を失うことなく，画像データを圧縮できる。

　プーリング処理を設ける理由として，図 72 のようなモデルを考えてみましょう。もし，プーリング処理をしなければちょっと1の字がずれたり，傾いたりすると，出力されるデータは大きく変わってしまいます。ところが，プーリング処理をすることで，少しず

れたり，傾いたりしてもその結果は変わりません。このようにプーリング処理によって多少の位置ずれや傾きに対しても対応可能となります（頑強になるといいます）。

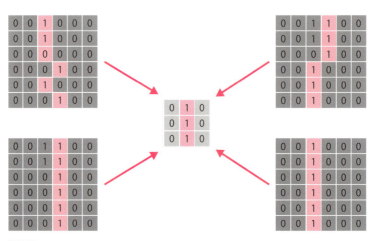

図72 プーリング処理
プーリング処理をすることで，多少の物体の位置ずれや傾きもカバーしてくれる，つまり頑強になる。周囲の4つの図は縦棒（1の値）の位置は少しずつずれたり，傾いたりしているが，プーリング処理を行うことで，すべて同じように認識される。

　入力層からプーリング層までの流れをまとめると，図73のように入力サイズが10×10の画像を処理する場合，フィルタを掛けて畳み込み処理を行うことによって，画像の特徴が抽出され，8×8（= 64）の特徴マップが得られます。プーリング処理によって4つのマトリックスが1つに集約され，4×4（= 16）のマトリックスまで特徴マップは圧縮されますが，画像の大まかな特徴は残されています。入力画像に対して複数のフィルタをかけますので，複数

の特徴マップが作られ，どのフィルタが良いかも学習され，適切なものが選ばれていきます。

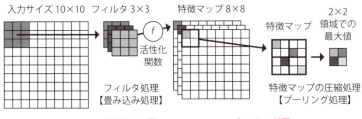

図73 畳み込み層とプーリング層で特徴マップを作成
10 X 10 の画像に対して，フィルターを掛けて畳み込み処理を行うことによって，画像の特徴が抽出され，8 X 8 (=64) の特徴マップが得られる。特徴マップはフィルタの数と同じだけ得られる。次に，プーリング処理によって4つのマトリックスが1つに集約され，4 X 4(=16) のマトリックスまで圧縮されるが，画像の特徴は大凡残されている。

このような畳み込み処理，プーリング処理を何度か繰り返して，特徴を絞り出すと同時に画像を圧縮していきます。そして，その特徴マップを，次項で説明する全結合層に引き継ぎます。

5 全結合層

　畳み込み処理，プーリング処理によって複数の特徴マップが作られます。全結合層はこの特徴マップのすべてと接続して（全結合と言います），情報を受け取ります。当然，重要な特徴マップには強い重み付けがなされ，そうでないものには弱い重み付けがされます。この重み付けの程度は学習によって最適化されます。全結合層を複数重ねればさらに洗練された特徴量が選ばれていきます。

　全結合層は複数の層からなり，各層は複数のノードから構成されています（図74）。各層のノード（$X_1, X_2, ----X_n, Y_1, Y_2 -----Y_n$）は1つ前の層および次の層のノードとすべて結合しています（全結合）。Y_iに入ってくる情報は前の層の各ノードの値（$X_1, X_2, ----X_n$）にそれぞれに重みをかけて，すべてのノードについて合計し，定数（バイアス）を足して活性化関数（多くはReLU関数）に入力することで得られます。

　出力層に対しては活性化関数によって変換された値を出力します。ドロップアウトはこの結合層と出力層の間の一部接続をランダムに絶つものです（図75）。一つ一つのノードは人工ニューロンが基本になっています（65ページ参照）。

5 全結合層

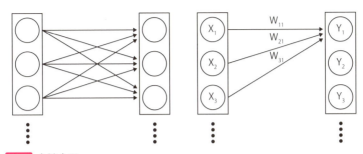

図74 全結合層
全結合層は複数の層からなり，各層においてすべてのノードが次の層のノードに繋がっている。ある層におけるノード（例えば Y_1）は前の層のノードの値にそれぞれ重みを掛けて，それを合計する。つまり $Y_1 = X_1W_{11} + X_2W_{21} + X_3W_{31} +$ 定数（バイアス）である。

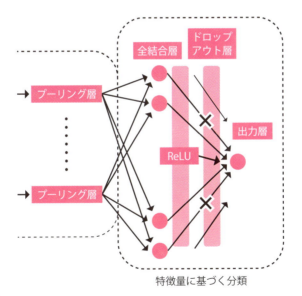

図75 CNNにおけるドロップアウト
複数のプーリング層のデータはすべて全結合層に集約される。この結果はReLU関数，ドロップアウト処理を通して，出力層に渡される。

6 出力層

　全結合層の出力をもとに最後の判定などを行う層で，結果を分類するための識別部となります。この出力層も前の全結合層と全結合しています。全結合層および次の出力層は通常のニューラルネットワークと同じです。この全結合層と出力層で，分類に対する確率が計算され，分類が行われます。

　最終的な出力層のノードの数は分類される数と一致している必要があります。例えば，手書きの数字0～9の分類であれば10個の出力層が必要ですし，3種類（肝臓癌，肝血管腫，転移）の肝腫瘍の鑑別であれば3個（肝臓癌，肝血管腫，転移）の出力層が必要となります。各出力値で出てくる値がそのカテゴリと予測される確率となり，その最も確率が高いものが最終的な答えとなります。

7 層の深さと画像認識

　CNNにおいては浅い層では比較的単純な形態（例えば横線，縦線，斜め線など）しか認識できませんが，層が深くなるにつれ，段々と横線や縦線などが組み合わさった複雑な形態（目や口，耳など）が認識され，最後は人間の顔を識別できるようになります（図76）。つまり，ディープラーニングのノードは深い層ほど前の層が処理した特徴を集めて，組み合わせことによって，複雑な特徴を認識できるようになります。

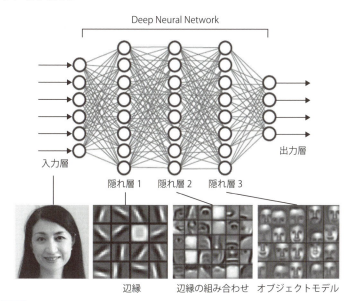

図76 ディープラーニングによる特徴描出と層構造の関係
浅い隠れ層では比較的単純な特徴量しか、認識できないが、深い層では広い範囲から入力を受け、全体的な特徴量が識別できるようになる。

脳の視覚野でも浅い階層の神経細胞は角やカーブなどのような単純な形態のみに反応し，奥深い層の細胞はもっと複雑な形に反応していることがわかってきました。

　CNN は様々な画像の解析に使われます。図 77 は CNN を使って実際の CT 画像を鑑別した論文の例です[1]。

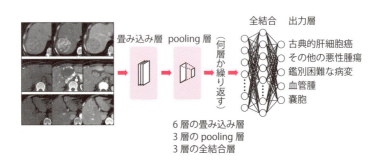

図77 CNN を使った CT 画像の鑑別
ディープラーニングを用いて肝腫瘍を鑑別する研究
5つのカテゴリの肝腫瘍を有するダイナミックＣＴ画像（55,536 のセット）で CNN をトレーニングし，100 例で鑑別能を検討したところ，カテゴリ分類能は 84％，良悪性の鑑別能は 92％であった。

参考文献

(1) Yasaka K et al: Deep learning with convolutional neural network for differentiation of liver masses at dynamic contrast-enhanced CT: a preliminary study **Radiology** 286: 887–896, 2018

10章　AIの医療へ展開

> **10章のポイント**
> - 放射線科・病理診断科だけじゃない…AIは全診療科に応用可能！
> - 様々な診療支援（decision support，問診や介護等），検体検査，precision medicine，予防医療，創薬への応用など様々な展開が考えられる

　医療においてAIは，心電計や尿血液分析装置での自動診断等でかなり以前から利用されていましたが，それらの多くは第1次AIブームの時のものでした。ディープラーニングの出現以来，多くの臨床応用が試みられていますが，多くはまだ研究段階です。最近のAIの医療への応用の試みや研究報告からそのトレンドを見てみましょう。

1　診療支援に対するAIの応用

　タブレットやスマホを使って問診を行うAIが既に実用化されており（AI問診Ubie，図78)[1]，「問診時間が短縮されて診療に集中できる」という評価もされています。また，既に簡単な問診するロボットも出現しています（図79)[2]。将来は，後述する診療支援のツールと連動して自然言語処理を使った大規模なデータベースをAIによって自動処理し，病歴から疑わしい診断を抽出してくれるようになるでしょう。

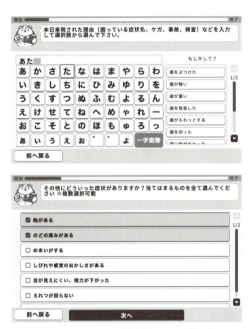

Ubie 株式会社より許諾を得て掲載

図78 AI 問診 Ubie（https://www.introduction.dr-ubie.com/）

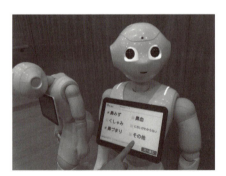

株式会社シャンティより許諾を得て掲載

図79 問診ロボット（http://shanti-robo.co.jp/monshin-robot/）

さらに，症状や検査データから考えられる鑑別診断に対して，確定診断に必要な次の検査も指示をしてくれるでしょう。我が国ではCTやMRIを初めとする検査機器は非常に普及していますが，必ずしも適切に使われているとは言えません。様々な臨床のシチュエーションにおいてどの検査をオーダーすべきかAIが適切に判断してくれるようになると思います。これをClinical Decision Support（CDS）といいます。

また，臨床においては，診断のみならず一般的な治療法の選択や薬剤相互作用の検索，当該患者において考えられる合併症の可能性，入院期間や予後の見積りなど様々な段階でデータが欲しいと思う状況があります。しかし，現場で多くのデータにアクセスすることは困難なため，これまでは医師の大雑把な勘で判断されていました。AIによるビッグデータを用いて，これらの判断を適切に行おうとする試みが始まっています。

麻酔科領域でもAIやロボットの活躍の余地があります。アメリカではジョンソン・エンド・ジョンソンが，自動的に患者に麻酔を投与可能なロボットSedasysを販売し，1/10のコストで麻酔が可能なことを売りにしていました。しかし麻酔科医の仕事を奪うかもしれないということで，関連学会が反対して販売中止に追い込まれてしまったとのことです[3]。

一方，高齢化社会においては介護領域にもAIは使われていくでしょう。医療機関や施設内，あるいは在宅での認知症患者などの見守りなどにAIは活用できそうです。また，ウエアラブル端末や

様々なモニタリング機器等を利用して，生活パターンの情報や生活リズムのデータを取得し，解析することができます。そして，その解析結果をもとに介護現場や在宅での生活予測，支援を行うことで，生活改善につながると期待されています。

2 検体検査への応用

　検体検査においては既に自動化がかなり進んでいます。出力される値もデジタルデータですので，AIとの親和性はとても高く，処理は比較的簡単です。臨床データと併せてデータベース化し，ビッグデータとして自動診断や予防医学に応用可能です。

　血液の1,130種類の血中タンパク質定量プラットフォームのビッグデータを解析することで，循環器系疾患発症の予測が可能であることが報告されています[4]。今後，認知症などの早期発見が難しい疾病のプロファイリングなども可能となってくるかもしれません。

　最近は「リキッドバイオプシー」といって患部から漏れ出た疾患由来の癌細胞，遺伝子（DNAやmicro RNA），タンパク質を高感度に検出する新しい技術が注目されています。これらの分析にもAIが使われようとしています。

3 画像診断への応用

　画像診断は膨大な医用画像を活かすことで，ディープラーニングの応用が最も期待されている領域です。放射線科医が診断しなければならない検査画像は年々増加しています。そのため，医師1人当たりの負担はより大きくなり，見落としや見間違いの増加が懸念されています。

　ディープラーニングの画像認識は単純X線写真のみならず，CTやMRIにおいても病変検出に優れており，病変の見落としを大幅に減らしてくれます。以前からComputer-Aided Diagnosis（CAD）として一部の施設で研究されていましたが，ディープラーニングの技術を使うことで，性能の飛躍的な向上が期待されます（7ページ参照）。

　具体的には，AIで胸部単純X線写真やCTで肺癌を検出しようという試みが多くの施設で行われており，有望な成績が報告されています（図80）[5]。またマンモグラフィにも適応され，悪性病変の90％を分類でき，偽陽性は非常に少なかったと報告されています[6]。また，MRIでの動脈瘤の検出にもディープラーニングが有効であるという報告もされています（図81）[7]。多数の患者の画像から病変を拾い出す作業は人間にはヒューマンエラーがどうしてもつきもので，一定の確率で見落としが起こりますが，AIにはそのようなことは起こりません。異常所見の拾い上げは適切なシステムを構築すればAIが最も期待される領域です。

将来的には，検診などの一次スクリーニングはほとんど AI に取って代わられることになるでしょう。

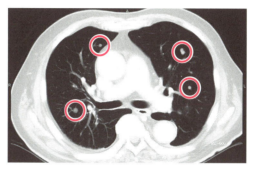

CT（肺野条件）

図80 甲状腺癌の肺転移（40 歳代女性）
画像診断支援システムが肺の転移性病変をピックアップしてくれる。

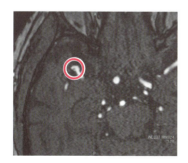
MR angiography 原画像

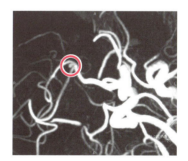
MR angiography MIP 画像

図81 右中大脳動脈瘤（60 歳代男性）
画像診断支援システムが脳動脈瘤をピックアップしてくれる。

病変の鑑別にも AI は有用です。我が国からも AI による肝臓癌や脳腫瘍の鑑別などが多く研究されています。画像診断の専門誌である Radiology には色々の機械学習のアルゴリズムを使った AI の報告があふれており，その多くで専門医に匹敵するような成績が報告されていますが，実臨床に応用した場合にどの程度のパフォーマンスを示すのかはよく分かっていません。

　一方，これまでの章で説明してきたように，ディープラーニングによる機械学習のシステムを構築するには多数の症例が必要となります。しかも，ただ画像を集めるだけではなく，その症例に対して診断の「ラベル付け（アノテーション）」も必要で，作業は膨大になります。これを誰がどうやって行うかがシステム開発よりも大きな壁になると予想されます。画像とレポートを統合的に学習するようなシステム開発が必要でしょう。

　しかし，近い将来，一般の病院での読影においては読影支援システムが病院内の「読影システム（Picture Archiving and Communication Systems：PACS）」に組み込まれ，病変の検出，一定の質的診断，治療効果判定やフォローアップを目的とした過去画像との比較などをやってくれるようになるでしょう。これにより，画像診断医の負担を軽減してくれると密かに期待しています。さらに画像レポート作成においても，画像から直接レポートを作成する研究も行われているので，画像診断医の仕事は最終確認だけということも十分あり得ます。

4 画像処理への応用

　目的とする臓器のみを抽出する「セグメンテーション」の技術は，放射線診断，放射線治療の両方において基礎となる技術です。画像診断支援の AI の開発においては，肺癌の検出なら肺を，肝臓癌の検出なら肝臓を（図 82），脳動脈瘤なら脳の血管を正確に抽出することが，AI による診療支援の出発点になります。

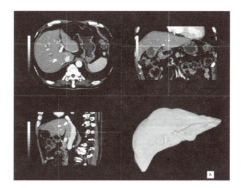

図82 肝臓のセグメンテーション
CT の画像からコンピュータが自動的に肝臓を抽出可能である。

　「放射線治療」においては，臓器のセグメンテーションは臓器ごとに与える線量の正確な計算シミュレーションに必須の技術です。現在，個人差，疾患の有無，撮影条件の違いなどに影響を受けにくい臓器抽出技術の開発が進められており，この技術にも AI の技術が使われています[8]。また，過去画像との比較を行う場合は過去画

像と現在の画像において体の構造の「位置合わせ（レジストレーション）」を正確に行う必要があり，AIが利用されています。また，呼吸同期などの動体追尾照射にも応用できるでしょう。

　最近では，画像再構成にもディープラーニングの技術が使われています。著者らの研究室では，MRIの画質を向上するために，ディープラーニングの技術を利用することで3Tの機械で7T並の画像を得ることに成功しました（図83）[9]。また，MRIからCTのような画像を作り出そうという報告もあります[10]。

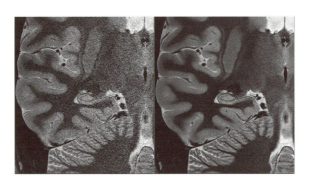

図83 MRIのDeep Learning Reconstruction
短い時間をかけて撮像したざらついた画像に対して，時間をかけたきれいな画像を教師画像として訓練することで，ざらついた画像からきれいな画像を得ることが可能で，Deep Learning Reconstructionと呼ばれる。左図は8cmの範囲，2mmスライス厚の画像であるが，通常の3テスラのMRIではざらつきが目立つ。右図は左図に対してDeep Learning Reconstructionを行ったもので，7テスラ並みのきれいな画像が得られている。

5 病理診断への応用

　最近では，病理標本切片のスライドを丸ごとデジタル化することが可能となっています（Whole Slide Imaging）。病理診断も画像診断同様，AI の利用がとても期待される領域で，実際に AI を用いた遠隔診断も行われています。ハーバード大学とマサチューセッツ工科大学の研究チームが開発したディープラーニングで鍛えたシステムと，経験ある病理医が診断能を競ったところ，AI が圧勝したというのは有名な話です[11]。また癌の診断コンテスト（Camelyon Grand Challenge 2016）において，人工知能の誤診率は 7.5%，病理医の誤診率は 3.5% であったが，人工知能と医師の診断併用で，誤診率は 0.5% にまで減少したとも報告されています。画像診断医同様，病理医も不足しており，補助診断として実用的な AI の開発が期待されます。

6 その他の画像認識 AI

　医用画像は放射線画像や病理画像だけではありません．色々な領域で画像は使われており，将来的に AI が使われていく可能性があります．

　多くの胃癌は慢性胃炎を背景として発生しますが，胃内視鏡において慢性胃炎の中から胃炎に類似している胃癌を拾い上げることは，経験を積んだ医師でも難しい場合があります．そこで，ディープラーニングを使って，高精度に胃癌を検出できる内視鏡画像診断支援システムが開発されています．非常に多くの胃癌の内視鏡画像を機械学習させ，病巣検出力の検証をしたところ，6mm 以上の腫瘍では100％近い胃癌の検出能を示して[12]，熟練した内視鏡医のレベルに匹敵する成績が得られています（図 84）．大腸内視鏡画像によるポリープの自動検出[13]やカプセル内視鏡への応用も行われています．

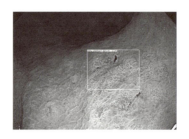

図84 内視鏡画像の AI 診断
病変部があると内視鏡画像にマーキングされ，癌の確率も示される（写真はイメージ）．

皮膚科領域でもAIの応用が進められています。2017年には，Googleが開発したアルゴリズムを使って，ネットから約13万件の皮膚病変の画像を収集し，「悪性黒色腫」や「良性腫瘍」などをディープラーニングで学習させ，皮膚科医と同等の精度で皮膚癌を診断できたと報告されています（図85）[14]。また，眼科領域でもコンピュータが非常の多くの眼底の画像を学習し，糖尿病網膜症の高い診断能が得られたと報告されており，実際にこの技術はFDAの承認を受けています[15]。

このように，画像が用いられる様々な領域でCNNなどのAIが利用可能です。

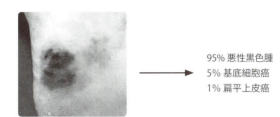

図85 皮膚病変のAI診断
メラノーマなどの皮膚がんをはじめとする皮膚腫瘍を高精度に判別できる画像認識モデルが開発されている（写真はイメージ）。

7 Precision Medicine や予防医療への展開

　抗癌剤のゲフィチニブは，遺伝子検査を行わずに患者に投与した場合は奏効率が27.5％であるのに対し，ゲノム解析の結果から判明するEGFR変異陽性の患者の奏効率は76.4％へ上昇すると報告されています[16]。ゲノム解析の結果をもとに有効性が高いと考えられる患者さんにのみ投与すれば，より効果的で効率的な治療が可能となります。今後，多くの薬物治療においてゲノム解析の結果に基づき，適切な薬物が選択されるようになると思われます。

　ゲノム情報はシーケンサで解読されます。しかし，全ゲノムシーケンスによって得られる癌細胞の変異情報は千,万,十万の規模に達することがあり，その変異の一つ一つについて，どれが「Driver Mutation（がんを引き起こす変異）」で，対応する薬剤は何かを網羅的に解析するには膨大な労力を要します。こうなると，スーパーコンピュータが必要となります（将来は量子コンピュータ？）。ここにAIを活用すれば，高速化され網羅性も高まり，変異箇所を短時間で見つけることが可能となります。また，多数の変異情報，エピゲノム情報，臨床情報をビッグデータとして集積し，包括的に解析することで，新規の疾患原因遺伝子の探索や新薬開発への応用が予想され，きめ細かな個別化医療が実現できると考えられます。

　また，全ゲノムシーケンス解析によって，ゲノム配列中の特定の一塩基についての個々人で異なる変異（一塩基多型：SNPs）が大

7　Precision Medicine や予防医療への展開

量に発見されることが見込まれます。SNPs を臨床情報等と組み合わせて AI で分析すれば，生活習慣病などの疾病の発症リスクを高い精度で予測することが可能となり，予防医療への展開が期待されます。

8 創薬への応用

　新薬は，基礎研究を始めてから臨床現場で使えるようになるまで10年以上，開発費は平均で1,000億円かかるとも言われていますが，AIを活用することで開発期間やコストを大幅に削減できると期待されています。

　創薬では，病気の原因となるタンパク質の働きを抑える化合物を見つける必要がありますが，人体を構成するタンパク質は10万種以上あるとされ，化合物の種類は無数です。実験室でタンパク質と化合物の組み合わせを試すのは不可能です。そこで，タンパク質と化合物の結合データをAIに学習させ，結合パターンをルール化し，未知のタンパク質と化合物の結合を予測し，新薬候補の化合物を見つけ出す試みが「AI創薬」（あるいは *in silico* 創薬：つまりコンピュータを活用した候補化合物の検討）として注目されています。さらに化合物の化学構造もコンピュータに考えさせることも研究されつつあります。

　また，既存の医薬品化合物のデータ（構造式，毒性等）を用いて機械学習すれば，医薬品候補化合物の毒性の有無等について予測を行うことが可能となると考えられます。あらかじめ，ヒトに対する毒性の予測が可能となれば，開発中止リスクの低減にもつながるでしょう。

9 介護への応用

　超高齢社会に突入した日本で，介護は大きな社会的テーマです。介護職員の人材不足，在宅での老老介護など，問題は深刻になっていくばかり。それらに対する一つの解決方法として，「介護ロボット」が登場しています[17]。ロボットは情報を感知し（センサー系），判断し（知能・制御系），動作する（駆動系）機能が組み合わされたものですが，この判断の部分に AI が使われます。介護ロボットには，主に 3 つの役割があります。

A. 移乗・入浴・排泄などの介護者の負担を軽減

　1 つ目は，介護者の負担軽減です。介護の業務量そのものを減らすだけでなく，介護者の身体にかかる負担をロボット技術によって軽減したり，見守りや看取りなどの精神的な負担となる業務をサポートしたりします。

B. 歩行・リハビリ・食事・読書など被介護者の自立支援

　2 つ目は，高齢者（要介護者）の自立支援です。低下した身体機能を補助して自立を促したり，ロボット技術を応用した訓練やリハビリを行ったりします。

C. メンタルケアや見守りに活用する
　　コミュニケーション・セキュリティ

コミュニケーションロボットではAIを使って人の感情や嗜好をくみ取って対話するようなものが既に実用化しています（図86）[18]。

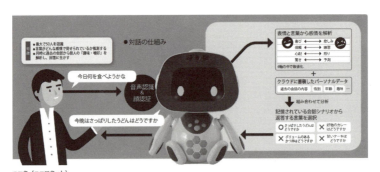

ユニボ［ユニロボット］
● 「ドラえもん」のようなロボットを目指す

（ユニロボット株式会社より許諾を得て掲載）

図86 空気を読んで雑談するロボット「ユニボ」

現在，国を挙げて介護ロボットの開発・普及が進められていますが，政府は特に重点的に開発をすすめる分野として，図87のような6分野13項目が策定されています。

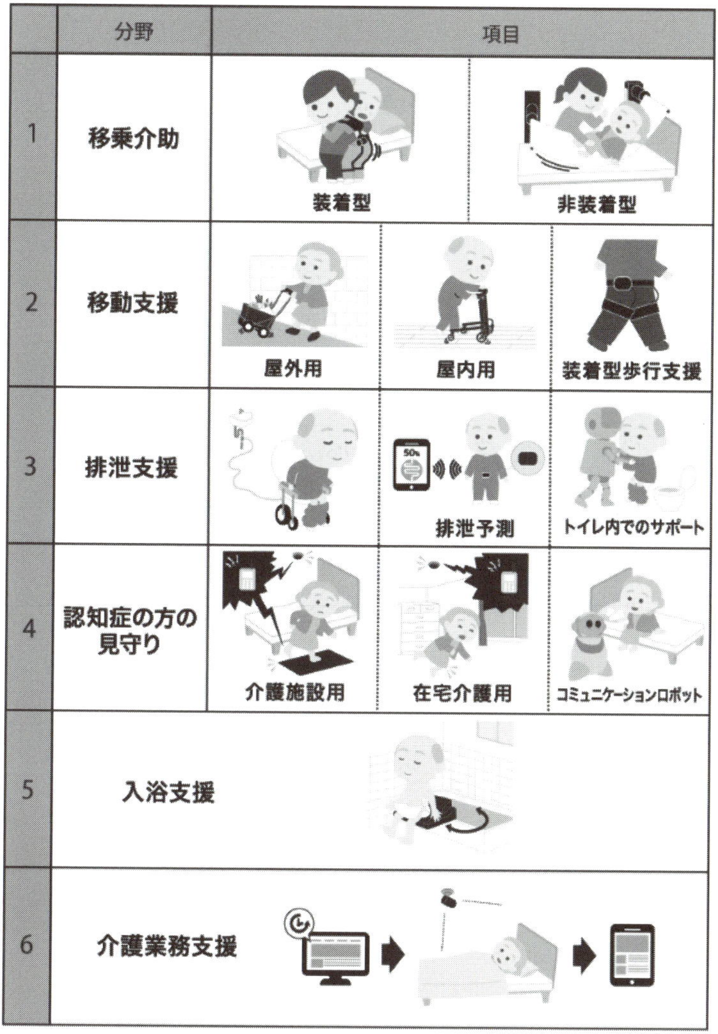

9 介護への応用

	分野	項目		
1	移乗介助	装着型	非装着型	
2	移動支援	屋外用	屋内用	装着型歩行支援
3	排泄支援		排泄予測	トイレ内でのサポート
4	認知症の方の見守り	介護施設用	在宅介護用	コミュニケーションロボット
5	入浴支援			
6	介護業務支援			

(厚生労働省・経済産業省「ロボット技術の介護利用における重点分野」より引用)

図87 ロボット技術の介護利用における重点分野

137

参考文献

(1) AI 問診 Ubie　https://www.introduction.dr-ubie.com/
(2) Shanti ロボット連携問診システム　http://shanti-robo.co.jp/monshin-robot/
(3) 医療用麻酔ロボット，医者の職を奪うとして市場から追い出される。メーカーは 3000 人規模のリストラへ
https://japanese.engadget.com/2016/03/30/3000/
(4) Ganz P et al: Development and Validation of a Protein-Based Risk Score for Cardiovascular Outcomes Among Patients With Stable Coronary Heart Disease. JAMA. 21;315:2532-2541, 2016
(5) Ali I et al: Lung Nodule Detection via Deep Reinforcement Learning. Front Oncol. 16（8）: 108, 2018
(6) Ribli D et al: Detecting and classifying lesions in mammograms with Deep Learning. Sci Rep. 8: 4165, 2018
(7) Nakao T et al: Deep Neural Network-based Computer Assisted Detection of Cerebral Aneurysm in MR Angiography. J Magn Reson Imaging 47（4）: 948-953, 208
(8) 富士フイルム REiLi　http://reili.fujifilm.com/ja/
(9) 山下康行ほか：画像給付における人工知能（AI）技術．臨床放射線 62:1213-1215, 2017
(10) Liu F et al: Deep Learning MR Imaging-based Attenuation Correction for PET/MR Imaging. Radiology 286: 676-684, 2018
(11) Ehteshami BB et al: Diagnostic Assessment of Deep Learning Algorithms for detection of lymph node metastases in women with breast cancer. JAMA. 318: 2199-2210, 2017
(12) Hirasawa T et al: Application of Artificial Intelligence using a Convolutional Neural Network for Detecting Gastric Cancer in Endoscopic Images. Gastric Cancer 21: 653-660, 2018
(13) AI を活用したリアルタイム内視鏡診断サポートシステム開発：大腸内視鏡検査での見逃し回避を目指す　https://jpn.nec.com/press/201707/20170710_01.html
(14) Esteva A et al: Dermatologist-level Classification of Skin Cancer with Deep Neural Networks. Nature 542:115-118, 2017
(15) Gulshan V et al: Development and Validation of a Deep Learning Algorithm for Detection of Diabetic Retinopathy in Retinal Fundus Photographs. JAMA. 316: 2402-2410, 2016
(16) 肺癌患者における EGFR 遺伝子変異検査の手引き
https://www.haigan.gr.jp/uploads/files/photos/810.pdf
(17) 介護ロボット ONLINE　https://kaigorobot-online.com/
(18) "空気" を読んで雑談するロボ：コミュニケーションロボット．日経ビジネス，1966, 108-110, 2018

11 章　AI 時代の医療

> **11 章のポイント**
> ・医師の仕事にシンギュラリティは当面来ない！
> 　まずは AI を知り，活用していこう！
> ・AI は仕事の補助，技術や情報の均てん化，医療安全に力を発揮する
> ・AI 導入においては個人情報の問題，プロセスのブラックボックス化の問題，責任の所在の問題，質の評価など様々な課題がある

　医療における AI の活用は，我々の予想以上のスピードで進歩しています。大量のビッグデータが AI により統合的に利用・解釈・学習されることで，医療の領域で新たな診療の方法（特徴量）が抽出されるかもしれません。また，医師の役割も大きく変わる可能性があります。高齢化社会を迎え，医療需要が益々高まる日本では，医療従事者は AI を有効に活用して，最先端の医療や予防，介護を効率良く実施する必要があります。

1　医師は AI とどう付き合っていくべきか

　オックスフォード大学から発表された論文に，今後 10〜20 年以内に 47% の仕事が AI によって奪われ，AI に仕事を奪われる可能性の高い職業として，一般事務員や小売店販売員，セールスマンな

ど多数挙げられていました。一方，医師はAIに仕事を奪われる可能性の低い職種とされ，その確率は29.2%だそうです。実際，医師の仕事はどの程度，AIに置き換えられるのでしょうか。現在，ほとんどの医師は非常に多忙ですので，当面は奪われると言うより，手助けをしてくれるといった方が良いかもしれませんが，長い年月でみると当然，置き換えられる部分は多く出てくると思います。

　実際の医師の仕事は多岐に渡ります。内科系，外科系に大別されますが，私のようにもっぱら診断ばかりしている放射線診断医や病理診断医のような仕事もあります。各SubspecialityでAIが医師の仕事にどのように影響するか考えてみましょう。

　まず，私の専門とする放射線診断や，病理診断業務は，かなりの部分をAIによって置き換えることは可能と思います。もちろん，後述の医療事故発生時の責任問題等を考えると，最終診断をAIが行うとは考えにくいのですが，少なくとも読影補助には非常に役立つと思います。特に，医療安全の観点から見落とし防止にはAIはとても役に立つと思われます。ただし，AIに多量の教師あり学習用のデータを学習させないといけませんので，実現までには相当の時間がかかりそうです。

　麻酔科もAIやロボットが役に立つと考えられる領域ですが，前の10章でも触れたように，アメリカの麻酔科学会は麻酔科医の仕事をAIが奪うのではないかという懸念から否定的見解を取っているようです。しかし，現在の麻酔科医不足の現状を考えると，スーパー麻酔医ロボットのようなものが作られて，麻酔医の手助けをすることになるかもしれません。

1 医師はAIとどう付き合っていくべきか

　一般の内科診療においても，医療はますます複雑化し，適切な診断を得るために膨大な情報が必要なため，AIは大いに助けになるでしょう。人間と違って，AIは与えられたデータのみから患者を冷静に診断し，人ならではの先入観や勘違いに起因する誤診をなくすことができるため，正確な診断の提案が可能と思います。そして正確な診断に基づいて，専門家でなくとも適切な治療法の選択が可能になると思われます。

　外科手術に関してもロボット手術や内視鏡の進化に伴って一定の部分はAIによって代行できるかもしれません。既に多くの手術が直接臓器に手を触れることなくモニタを見ながら施行可能です。従来，難易度の高い手術は高い技量を持った医師に依存せざるをえませんでしたが，ロボット技術の普及によってよって敷居が低くなる可能性があります。

　しかし，これも診断と同様に，あくまで外科医に対する補助手段という位置付けだと思います。あたかも飛行機の操縦や自動車の運転がコンピュータに助けられることで，ヒューマンエラーの回避に繋がるように，技術の均てん化や医療安全の立場からはメリットが大きいと思います。

　このように，AIによって様々な領域で医師の業務は大幅に改善され，仕事の質も大きく変わるでしょう。

2 AIの医療への導入において議論すべきこと

　AIを医療に導入するに当たっては倫理上，法規上の問題点を考慮する必要があります。

▶ A. データの取得と利用に関わる問題（プライバシー等の問題）

　AIをトレーニングするには多くの臨床例に基づいた多量の良質なデータが必要ですが，これらの中には当然，「個人情報」が含まれています。うっかりするとプライバシーや人格権，私的な権利・利益を侵害する可能性があります。匿名化がきちんと行われるか，個人情報の秘密保護は十分に担保されるか，また同意をどのような形で取るか（オプトイン，オプトアウトか）等について議論する必要があります。あらかじめ，どのような範囲のデータの取得を許容するか，情報をどのように取得するのか，どこまで利用可能かということを明確にしておかないと，せっかく集めたデータが利用できないということになりかねません。

▶ B. 判断過程の不透明性による問題

　AIはそのプロセスがブラックボックス化され，どのように情報を認識し，判断をしているのかが分からないことも少なくありませ

ん。そのため，誤った判断がなされ，不利益が生じた場合，原因の追及が困難となる可能性があります。また，AIは基本的に因果関係を導き出すのは苦手です。AとBの事象が同時に見られても，全くの偶然かもしれないし，AとB以外の関連する要素（共通の要因）があるのかもしれません。逆に「BだからAになった」のかもしれません（このような状態を「見せかけの因果関係」といいます）。AIによって相関があると判断されても，必ずしもそこには因果関係があるとは限りませんので，注意が必要です。

C. AIの責任と意思決定をめぐる議論

　AIによって様々な臨床判断がなされた場合，その責任の所在が問題となります。医師は病歴，身体所見，検査値や画像診断の結果等の臨床データ，過去の経験，時には第6感も駆使して診断しますが，今のところ，AIは当該データにのみ基づいて診断しています。CTの画像から腫瘍は検出しても，MRアンギオグラフィで動脈瘤を発見しても，個々の患者さんにどのように対応すべきかは，患者の背景や状況をみて考える必要があります。治療法を提示するAIであれば，AIが選択した治療が，本当にその患者に適切かどうかは最終的に医師の責任で判断する必要があります。また，それまでに収集されたデータが全く当てはまらない新規の事象に対しては，AIによる予測の精度は著しく低下するおそれもあります。さらにAIは緊急時の判断能力が低く，想定外の事態には適切な判断ができない可能性があります。

　また，ゲノム解析によって将来の疾病予防など個人の利益になる

情報が期待される一方，様々な偶発的な情報が得られることがあります。早期に治療できる様なものであれば患者さんに利益がありますが，不治の病である場合，その結果をどう伝えるかなども議論が必要です。

　基本的に AI に最終判断をゆだねることはとても危険なことだと思います。AI による予測は一般的な解に過ぎません。医師はそのまま受け入れるのではなく，AI による予測に加えて各種の状況を踏まえて最終的な意思決定を下す必要があると思います。また，基本的に AI には責任能力はなく，あくまで診療の補助手段に過ぎず，決して医療のすべての行為を AI に置き換えることはできません。また，現在の AI は説明能力がありませんので，患者さんにわかりやすく伝えるのも医師の仕事です。

D. 診断支援に関する質の評価や規格の設計

　医療は人の生命に関わる分野であり，AI の有効性，安全性が十分に確保されなければ製品化はできません（へんてこりんな答えを出す AI は言語道断です）。研究段階であれば色々な挑戦ができますが，医療機器として販売される場合はその安全性，有効性についてはしっかりとした審査，評価が必要です。

　また，基本的に深層学習を臨床に応用したモデルは特定の課題のみに有用で，別の課題に対しては無効であり，新たな設計が必要です。そのため，比較的単純な作業を AI に置き換えることはそう遠からず可能になると思われますが，複雑な医療の業務を AI に任せられるにはまだまだ時間がかかると思います。

3 これからの医師に求められること

　囲碁の世界では人間は AI にかなわないとか，Watson によって人間では到底考えつかない臨床診断が可能だったなどのニュースを聞くと，AI の未来は末恐ろしく，神の領域にも到達するのではないかと錯覚してしまいます．しかし，AI，特にディープラーニングは所詮単純な電気回路である人工ニューロンの集合体に過ぎません．AI について知れば知るほど，人間の脳の複雑性や神秘性に驚かせられるのではないでしょうか．AI が心を持つことなど，当面あり得ませんし，AI が患者さんの心の中に入って気持ちを汲み取ることもできません．患者を多面的に分析したり，患者に強く説得したりすることも無理だと思います．AI の判断を患者がそのまま受け入れるとも思えません．前述したように，患者に対して「責任を取る」ことも AI にはできません．AI でできることはどんどん AI に任せるべきでしょうが，臨床の現場は予測不能のことも多く AI ができないことだらけです．その意味で，医師の仕事にシンギュラリティ＊は当面来ないことだけは断言できます．

　AI が活躍する未来の医師には人対人のコミュニケーション力や，知識，体験，価値観を総合した人間的な大局的判断力，責任をもって問題を解決していく姿勢が求められます．患者と一対一で向きあって，人にしかできない密なコミュニケーションを介して，患者にとってよりよい選択ができることが何よりも大事だと思います．

＊：シンギュラリティ；人工知能（AI）やロボットの能力が人類の知能や能力を超える転換点（技術的特異点）（10ページ参照）。

Note 10　画像診断のシンギュラリティ

　2016年に，ディープラーニングの第一人者であるトロント大学のジェフリー・ヒントンによって「5年もするとディープラーニングによって画像診断はほとんどできるようになるので，放射線科医は要らなくなる」と予言されていたが，実際にはそのハードルはかなり高く，あと20年ぐらいはかかりそうである。コンピュータによる読影は技術的にはある程度可能であろうが，多くの症例を使ってコンピュータをトレーニングするのはとても大変であり，疾患の種類も非常に多いことより，完全にコンピュータに置き換えようとするのは非現実的であろう。むしろ，放射線科医をサポートする有力な助っ人となることが期待されつつある。

4 特に放射線診断医や病理医に向けて

　私は放射線診断医ですが，内科医や外科医と違って，患者さんと接する機会はあまり多くありません。その分，AIに対して，仕事が奪われるのではないかという漠然とした恐怖感がありました。病理の先生方も同じかもしれません。AIの進歩によって画像読影の負荷は確かに軽くなると思います。しかし，その患者さんにとっての最終診断を行うのはやはり医師の仕事です。

　また，画像診断医や病理医が扱うべき事項は多様化しています。臨床医への情報提供に加えて，検査室内での精度管理や被曝の管理なども必要です。カンファレンスやCPC，病理解剖，研修医やコメディカルの教育など多岐にわたる活動が求められています。AI時代の画像診断医，病理医は，画像診断，組織診断だけやっていれば良いのではなく，画像や病理標本から得られる情報と臨床・患者さん間を埋めることや中央部門としての管理など新しい役割が生まれていくと考えています。

参考文献
(1) オックスフォード大学でAIの研究を行うマイケル・A・オズボーン准教授の論文「雇用の未来」http://www.oxfordmartin.ox.ac.uk/downloads/academic/The_Future_of_Employment.pdf
(2) 医療用麻酔ロボット，医者の職を奪うとして市場から追い出される＼メーカーは3,000人規模のリストラへ＼ https://japanese.engadget.com/2016/03/30/3000/
(3) 第Ⅸ次学術推進会議報告書「人工知能（AI）と医療」
http://dl.med.or.jp/dl-med/teireikaiken/20180620_3.pdf
(4) AIの法規整をめぐる基本的な考え方 - 経済産業研究所
https://www.rieti.go.jp/jp/publications/dp/17j011.pdf

索引用語

A〜Z

AI 創薬 …………………………… 134
AI 問診 Ubie ………… 119, 120, 138
AlexNet …………………………… 97, 101
AUC（Area Under the Curve）
　………………………… 53, 55, 56
CDS（Clinical Decision Support）
　……………………………………… 121
CNN（Convolutional Neural
　Network）………… 23, 89, 94, 98,
　101-105, 107, 108, 115, 117, 118,
　131
CPU …………………………………… 87
Deep Learning Reconstruction
　……………………………………… 128
Discriminator …………………… 100
Driver Mutation ………………… 132
Gabor フィルタ ………… 107-109
GAN（Generative Adversarial
　Network）………… 91, 98, 100
Generator ………………………… 100
Google の猫認識 …………………… 6
GoogleNet ………………………… 97
GPU ……………………… 86, 87, 97
in silico 創薬 …………………… 134
micro RNA ……………………… 123
Mycin ……………………………… 4, 5
Precision Medicine ……… 119, 132
ReLU 関数（ランプ関数）…… 72, 73,
　76, 78, 105, 106, 114, 115
RGB ……………………………… 104, 108
RNN（Recurrent Neural Network）
　………………………… 91, 98, 99
ROC（Receiver Operating
　Characteristic）………… 53, 55, 56
Saliency Map …………………… 94

Sedasys …………………………… 121
tanh 関数 ……………………… 72, 73
Watson ………………… 1, 6, 145
Whole Slide Imaging ………… 129
XG Boost ……………… 33, 48-50

あ

浅い層 ……………… 86, 101, 117
アルファ碁 …………… 6, 10, 31
アンサンブル学習 …… 6, 33, 47-53
閾値 ………… 65, 66, 68-72, 74-76
位置合わせ（レジストレーション）
　……………………………………… 128
医療安全 ………………… 139-141
一塩基多型（SNPs）………… 132
一次スクリーニング ………… 125
因果関係 ……………………… 143
ウエアラブル端末 ……………… 121
エキスパートシステム …………… 5
エッジ ………… 66, 105, 107, 109
オッズ ……………… 55, 57, 60-64
重み付け …… 25, 36, 50, 67-69, 80,
　86, 92, 114
オンライン学習 …………… 26, 43, 74

か

介護 ……………… 119, 121, 135-139
介護ロボット ………… 135, 136, 138
回帰分析 ……………… 13-16, 25, 39
回帰問題 …… 17, 19, 20, 22, 27, 40,
　44, 53
隠れ層 ……… 77-80, 82-84, 89-92,
　98, 99, 102, 117
過学習 …… 17, 26-29, 39, 46, 47,
　72, 74, 86, 91, 95, 96
過学習（Overfitting）…… 17, 26-29,
　39, 46, 47, 72, 74, 86, 91, 95, 96
学習モデル ……………… 24-26, 52, 53

画像処理 ……………………… 87, 127
画像入力 ……………………………… 104
画像認識 …… 6, 23, 88-90, 98, 101,
　　　　102, 110, 117, 124, 130, 131
活性化関数 …… 65, 72, 73, 75, 76,
　　　　　　　105, 106, 113, 114
カテゴリ ……… 16, 20, 30, 116, 118
カーネル関数 ………………… 42, 43
カプセル内視鏡 ……………………… 130
頑強 ……………………………… 50, 112
機械翻訳 ………………………………… 5
技術的特異点（シンギュラリティ）
　　………………… 4, 10, 139, 145, 146
強化学習 ………………… 17, 18, 31, 32
教師あり学習 ………… 17-19, 21-23,
　　25-27, 30, 31, 33, 40, 42, 44, 53,
　　140
教師データ …… 22, 23, 25, 28-30,
　　　　　　　　　　71, 95, 100
教師なし学習 …… 17, 18, 29, 30-32,
　　　　　　　　　　53
クラスタリング …………… 18, 30, 53
決定木（Decision Tree）……… 20, 33,
　　　　　　　　44-50, 52, 53
ゲノム医療 …………………………… 2
ゲノム解析 ………………… 132, 143
検査前オッズ ……………… 57, 60, 61
検査後オッズ ……………… 57, 60, 61
検診 …………………………………… 124
検体検査 …………………… 119, 123
顕著性マップ ………………………… 94
交叉検証 …………………………… 28, 29
誤差 ……… 24, 26, 34, 37, 71, 84-86
誤差関数 ……………………………… 71
誤差逆伝搬法（Backpropagation）
　　…………………………… 85, 86
個人情報 ………………………… 139, 142
個別化医療 …………………… 2, 132

コミュニケーションロボット
　　……………………………… 136, 138
コンピュータ支援診断（CAD：
　　Computer Aided Diagnosis）
　　…………………………………… 6, 7, 124

さ

最近傍法（K近傍法, Nearest
　　Neighbor）………… 20, 40, 41, 53
最小二乗法 ………………… 24, 33, 37
サポートベクターマシン（SVM：
　　Support Vector Machine）
　　……………… 6, 20, 33, 42, 43, 53
視覚野 ………… 102, 107, 109, 118
シグモイド ……… 38, 72, 73, 76, 78
事後確率 ……………… 57, 58, 60, 64
事前確率 ……………… 57, 58, 60, 64
時系列データ ……………… 91, 98, 99
次元の呪い ……………………………… 47
自然言語処理 ………………… 5, 119
自動運転 ……………………… 10, 32
自動診断 ………………… 5, 119, 123
軸索 ……………………………………… 65
質的変数 ……………………………… 16
シナプス ……………… 65, 66, 77, 91
重回帰 …………… 14-16, 19, 22, 25,
　　　　33-39, 52, 65, 71, 75, 79
重回帰モデル …… 19, 34, 36, 52, 75,
　　　　　　　　　　79
重回帰分析 ………………… 14-16, 25
樹状突起 ……………………………… 65
出力層（Output Layer）…… 77, 78,
　　80, 89, 90, 92, 99, 101, 103,
　　114-118
神経細胞 …… 65-67, 72-75, 77, 78,
　　　　　　　　　　118
人工ニューロン ………… 66, 67, 69,
　　71-75, 77, 79, 92, 96, 114, 145

149

ステップ関数 ………… 65, 72-74, 76
正規化 …………… 28, 29, 39, 46, 72
セグメンテーション ……………… 127
説明変数 ………… 13-16, 25, 38, 54
線形モデル ………… 24, 36, 51, 79
線形回帰 ……………… 33-35, 53
線形分離が不可能なデータ ……… 21
線形分離可能 …… 21, 42, 43, 47, 74
全ゲノムシーケンス解析 ………… 132
全結合層（Fully connected Layer）
　………… 101, 103, 113-116, 118
創薬 …………………………… 119, 134
損失関数 …………………………… 71

た
第1次人工知能ブーム …………… 4, 5
第5世代コンピュータプロジェクト
　……………………………………… 5
第3次人工知能ブーム …………… 4, 6
大腸内視鏡画像 ………………… 130
第2次人工知能ブーム …………… 4, 5
大脳皮質 …………………………… 91
畳み込み ………… 101-103, 105,
　　　　　107, 109, 111-115, 118
多変量解 …………………… 34, 57
単回帰 …………………… 13, 22, 33
単回帰分析 ………………………… 13
単純ベイズ ………………………… 20
単純型細胞 ……………………… 107
転移学習 …………………………… 97
糖尿病網膜症 …………………… 131
統計学 ………………… 13-16, 57, 63
特徴マップ ………… 105, 106, 108,
　　　　　　　　　　　111-114
特徴量 …… 2, 9, 10, 19, 21, 28, 29,
　　　　43, 93, 94, 98, 115, 117, 139

読影システム（PACS：Picture
　Archiving and Communication
　Systems） ……………………… 126
ドロップアウト …… 28, 95, 96, 114,
　　　　　　　　　　　　　　　115

な
内視鏡画像診断支援システム …… 130
入力層（Input Layer） …… 77, 78,
　80, 83, 89, 90, 92, 99, 101-103,
　　　　　　　　　　　　107, 117
ノード …… 66, 77, 78, 83-85, 92,
　　　　　95, 96, 101, 102, 114-117

は
パーセプトロン …………… 65, 74, 76
バイアス …………… 65, 69, 114, 115
バギング ……………………………… 20
バッチ学習 ……………… 26, 39, 43
パディング（Padding） …… 108, 109
パフォーマンス …… 33, 51, 52, 53,
　　　　　　　　　　　　108, 126
パラメータ …… 24, 34, 38, 48, 51,
　　　　　54, 70, 71, 76, 86, 92
判別分析 ……………………… 16, 20
汎化性 ……………………… 27-29, 95
汎用人工知能 ……………………… 10
非線形 …… 36, 42, 43, 46, 53, 75,
　　　　　　　79, 80, 84, 86, 93
ヒートマップ ……………………… 94
ビッグデータ …… 2, 7, 10, 121, 123,
　　　　　　　　　　　　132, 139
皮膚癌 ……………………………… 131
ヒューマンエラー ………… 124, 141
病理診断 ……………… 119, 129, 140
フィルタ処理 ………… 103, 105, 113
深い層 …………………… 101, 117
ブースティング ……………………… 20

冬の時代 …………………………… 4-6
複雑型細胞 ………………………… 108
プーリング ………… 101-103, 108, 111-115
ブラックボックス …… 91, 93, 94, 139, 142
プロファイリング ………………… 123
分類問題 …… 17, 19, 20, 22, 27, 40, 42, 51, 53
ベイジアンネットワーク（Bayesian Network）………………………… 63
ベイズ ………… 20, 57-61, 63, 64
放射線治療 ………………………… 127

ま　や　ら

マージン …………………………… 42, 43
マンモグラフィ …………………… 124
目的変数 ………… 13, 15, 16, 38, 54
尤度比 …………………… 57, 60-64
ユニボ ……………………………… 136
予防医療 ……………… 119, 132, 133
ラベル付け（アノテーション）
　………………………………… 126
ランダムフォレスト（Random Forest）………… 33, 48-50, 52, 55
リキッドバイオプシー …………… 123
量的変数 …………………………… 16
臨床判断 …………………………… 143
ロジスティック回帰 …… 16, 20, 22, 25, 33, 35, 36, 38, 39, 51, 55
ロボット手術 ……………………… 141

ドクターがやさしく教える！
医療 AI 入門　　　定価(本体 2,800 円+税)
2019 年 4 月 10 日　第 1 版第 1 刷発行

著　者　山下　康行
　　　　やました　やすゆき

発行者　福村　直樹

発行所　金原出版株式会社
　　　　〒 113-0034 東京都文京区湯島 2-31-14
　　　　電話　編集 (03)3811-7162
　　　　　　　営業 (03)3811-7184
　　　　FAX　　(03)3813-0288
　　　　振替口座　00120-4-151494
　　　　http://www.kanehara-shuppan.co.jp/

ⓒ 山下康行, 2019
検印省略
Printed in Japan

ISBN 978-4-307-00485-5　　組版・装丁／朝日メディアインターナショナル
　　　　　　　　　　　　　　印刷・製本／シナノ印刷

|JCOPY| ＜出版者著作権管理機構 委託出版物＞
本書の無断複製は著作権法上での例外を除き禁じられています。複製される場合は，
そのつど事前に，出版者著作権管理機構（電話 03-5244-5088, FAX 03-5244-5089,
e-mail : info@jcopy.or.jp）の許諾を得てください。

小社は捺印または貼付紙をもって定価を変更致しません。
乱丁，落丁のものはお買上げ書店または小社にてお取り替え致します。